Dr. Matti Adam
Biochemie Band 5
MEDI-LEARN Skriptenreihe

6., komplett überarbeitete Auflage

MEDI-LEARN Verlag GbR

Autor: Dr. Matti Adam
Fachlicher Beirat: Timo Brandenburger

Teil 5 des Biochemiepaketes, nur im Paket erhältlich
ISBN-13: 978-3-95658-001-7

Herausgeber:
MEDI-LEARN Verlag GbR
Dorfstraße 57, 24107 Ottendorf
Tel. 0431 78025-0, Fax 0431 78025-262
E-Mail redaktion@medi-learn.de
www.medi-learn.de

Verlagsredaktion:
Dr. Marlies Weier, Dipl.-Oek./Medizin (FH) Désirée Weber, Denise Drdacky, Jens Plasger, Sabine Behnsch, Philipp Dahm, Christine Marx, Florian Pyschny, Christian Weier

Layout und Satz:
Fritz Ramcke, Kristina Junghans, Christian Gottschalk

Grafiken:
Dr. Günter Körtner, Irina Kart, Alexander Dospil, Christine Marx

Illustration:
Daniel Lüdeling

Druck:
A.C. Ehlers Medienproduktion GmbH

6. Auflage 2014
© 2014 MEDI-LEARN Verlag GbR, Marburg

Das vorliegende Werk ist in all seinen Teilen urheberrechtlich geschützt. Alle Rechte sind vorbehalten, insbesondere das Recht der Übersetzung, des Vortrags, der Reproduktion, der Vervielfältigung auf fotomechanischen oder anderen Wegen und Speicherung in elektronischen Medien.
Ungeachtet der Sorgfalt, die auf die Erstellung von Texten und Abbildungen verwendet wurde, können weder Verlag noch Autor oder Herausgeber für mögliche Fehler und deren Folgen eine juristische Verantwortung oder irgendeine Haftung übernehmen.

Wichtiger Hinweis für alle Leser
Die Medizin ist als Naturwissenschaft ständigen Veränderungen und Neuerungen unterworfen. Sowohl die Forschung als auch klinische Erfahrungen führen dazu, dass der Wissensstand ständig erweitert wird. Dies gilt insbesondere für medikamentöse Therapie und andere Behandlungen. Alle Dosierungen oder Applikationen in diesem Buch unterliegen diesen Veränderungen.
Obwohl das MEDI-LEARN Team größte Sorgfalt in Bezug auf die Angabe von Dosierungen oder Applikationen hat walten lassen, kann es hierfür keine Gewähr übernehmen. Jeder Leser ist angehalten, durch genaue Lektüre der Beipackzettel oder Rücksprache mit einem Spezialisten zu überprüfen, ob die Dosierung oder die Applikationsdauer oder -menge zutrifft. Jede Dosierung oder Applikation erfolgt auf eigene Gefahr des Benutzers. Sollten Fehler auffallen, bitten wir dringend darum, uns darüber in Kenntnis zu setzen.

Inhalt

1	**Biochemie der Hormone**		**1**
1.1	Einteilung der Hormone		1
1.1.1	Einteilung nach der Struktur		1
1.1.2	Einteilung nach den biochemischen Eigenschaften		2
1.1.3	Einteilung nach dem Bildungsort		2
1.2	Hormon- und Zytokinrezeptoren/ Signaltransduktion		3
1.2.1	Wirkungsmechanismus lipophiler Hormone		3
1.2.2	Wirkungsmechanismus hydrophiler Hormone		4
1.3	Schnelle Stoffwechselregulation		16
1.3.1	Insulin		16
1.3.2	Glukagon		23
1.3.3	Katecholamine		28
1.3.4	Pathobiochemie der schnellen Stoffwechselregulation		32
1.4	Hypothalamus-Hypophysen gesteuerte Hormone		33
1.4.1	Hypothalamus-Hypophysen-Schilddrüsen-Achse		34
1.4.2	Die Steroidhormone		43
1.4.3	Hypothalamus-Hypophysen-Zona fasciculata-Achse		45
1.4.4	Hypothalamus-Hypophysen-Keimdrüsen-Achse		48
1.4.5	Hypothalamus-Hypophysen-Wachstumshormon-Achse		51
1.5	Hormone der Neurohypophyse		57
1.5.1	Adiuretin (ADH = Vasopressin)		57
1.5.2	Oxytocin		58
1.6	Elektrolyt- und Wasserhaushalt		58
1.6.1	Renin-Angiotensin-Aldosteron-System (RAAS)		58
1.6.2	Atriales natriuretisches Peptid (ANP)		60
1.7	Calcium- und Phosphatstoffwechsel		61
1.8	Gewebshormone, Mediatoren		62
1.8.1	Histamin		62
1.8.2	Serotonin (5-HT)		63
1.8.3	Somatostatin		64
1.8.4	NO (Stickstoffmonoxid)		64
1.8.5	Eicosanoide		64
2	**Vitamine und Coenzyme**		**72**
2.1	Fettlösliche Vitamine		72
2.1.1	Vitamin A (Retinol)		72
2.1.2	Vitamin D (Cholecalciferol)		77
2.1.3	Vitamin E (Tocopherol)		78
2.1.4	Vitamin K (Phyllochinon)		79
2.2	Wasserlösliche Vitamine		79
2.2.1	Vitamin B_1 (Thiamin)		81
2.2.2	Vitamin B_2 (Riboflavin)		81
2.2.3	Vitamin B_3 (Niacin)		81
2.2.4	Vitamin B_6 (Pyridoxin)		82
2.2.5	Vitamin B_{12} (Cobalamin)		83
2.2.6	Folsäure		84
2.2.7	Pantothensäure		84
2.2.8	Vitamin C (Ascorbinsäure)		85
2.2.9	Vitamin H (Biotin)		85

Relax Rente: Die entspannte Art, fürs Alter vorzusorgen.

Von Chancen der Kapitalmärkte profitieren, ohne Risiken einzugehen!

- **Sicherheit**
  „Geld-zurück-Garantie" für die eingezahlten Beiträge zum Ablauftermin

- **Wertzuwachs**
  Ihre Kapitalanlage profitiert Jahr für Jahr von den Erträgen der 50 Top-Unternehmen Europas, nimmt aber eventuelle Verluste nicht mit

- **Zusätzliche Renditechancen**
  Durch ergänzende Investition in renditestarke Fonds

- **Komfort**
  Wir übernehmen das komplette Anlagemanagement für Sie

- **Flexibilität**
  Während der gesamten Laufzeit an veränderte Lebenssituationen anpassbar

Lassen Sie sich beraten!

Nähere Informationen und unseren Repräsentanten vor Ort finden Sie im Internet unter www.aerzte-finanz.de

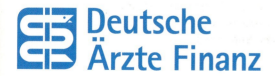

Deutsche Ärzte Finanz

Standesgemäße Finanz- und Wirtschaftsberatung

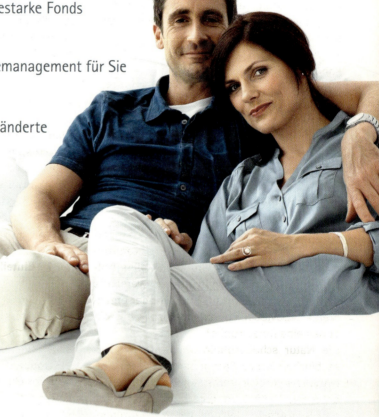

1 Biochemie der Hormone

 Fragen in den letzten 10 Examen: 147

Erst einmal herzlich willkommen zur „Biochemie der Hormone und Vitamine". Als eines der größeren Gebiete im Gegenstandskatalog Biochemie ist dieses Thema oft etwas verwirrend und in manchen Teilen auch etwas undurchsichtig. Es gibt außerdem ein paar Sachen, die man hervorragend durcheinander bringen kann. Deshalb habe ich mich auf den folgenden Seiten darauf konzentriert, physikumsrelevante Fakten zusammenzutragen und in möglichst verständlicher Form zu erklären. Dabei ist mir wichtig, zumindest an manchen Ecken zeigen zu können, dass es selbst beim Prüfungswissen des Öfteren logische Zusammenhänge gibt, die – wenn einmal erschlossen – ein wenig als Krücke dienen können.

So, und nun hoffe ich, dass wenigstens ein klitzekleines bisschen von dem Spaß, den mir dieses Thema macht, zu dir herüberschwappt. Viel Erfolg und gutes Gelingen!

Damit weiter entwickelte Organismen überhaupt entstehen konnten, war eine Kommunikation zwischen den einzelnen Zellen notwendig. Denn ohne „Zellgeflüster" wären die vielfach differenzierten Gewebe höher entwickelter Lebewesen voneinander isoliert. Funktionell eine Katastrophe!
Die Natur schuf Abhilfe und uns ein neues biochemisches Fachgebiet. Denn es entwickelte sich eine immer noch nur teilweise entdeckte Vielfalt an regulatorischen Peptiden, Steroiden, Zytokinen, biogenen Aminen, Neurotransmittern, Wachstums- und Entwicklungsfaktoren, sprich: im weitesten Sinne an Hormonen. Dieses Kapitel teilt die Botenstoffe ein, erklärt ihre Wirkungsmechanismen, bespricht sie in ihrer Struktur und Wirkung und geht – wenn möglich – ein wenig auf klinische Fragestellungen ein, die auflockern und Lust auf die Zeit nach dem Physikum machen sollen. Auf geht's!

Definitionsgemäß sind Hormone Signalstoffe, die in bestimmten Strukturen des Organismus produziert werden und den Stoffwechsel ihres Erfolgsorgans bereits in geringer Konzentration (kleiner als 10^{-6} mol/l!) beeinflussen.
An diesem sehr allgemein gehaltenen Satz siehst du schon, dass es sinnvoll ist, erst einmal Struktur in das Thema zu bringen, um dann genauere Aussagen treffen zu können.

1.1 Einteilung der Hormone

Man kann Hormone nach unterschiedlichen Gesichtspunkten einteilen. Diese Einteilung ist wirklich wichtig, um prinzipielle Eigenschaften der Hormone nachvollziehen zu können. Somit müssen wir uns das etwas genauer ansehen. Direkt danach gefragt wird jedoch meistens nicht.

1.1.1 Einteilung nach der Struktur

Die einfachste Struktur besitzen die Aminosäurederivate. Bei diesen Hormonen handelt es sich um direkte Abkömmlinge einer Aminosäure. Sie weisen dabei KEINE Peptidbindung auf und zählen teilweise zu den biogenen Aminen. Im Gegensatz dazu besitzen die Peptid- oder Proteohormone eine klassische Eiweißstruktur mit Peptidbindung. Sie stellen einen großen Anteil der bekannten Hormone.
Die Steroidhormone sind Abkömmlinge des Cholesterins. Zu dieser Gruppe gehören die bekannten Nebennierenrindenhormone genauso wie die Geschlechtshormone.

1 Biochemie der Hormone

Aminosäurederivate	Peptid/Proteohormone	Steroidhormone	Fettsäurederivate
– Thyroxin (T$_4$), T$_3$ – Dopamin, Adrenalin, Noradrenalin, Melatonin – Serotonin, Histamin	– Liberine, Statine – ACTH, TSH, FSH, LH – Somatotropin, Parathormon, Calcitonin, Insulin, Glukagon – Angiotensin II, Gastrin, Sekretin, Leptin	– Glucocorticoide, Mineralocorticoide – Androgene, Östrogene, Gestagene – 1,25-(OH)$_2$-Cholecalciferol	– Prostaglandine, Prostacycline, Thromboxane, Leukotriene

Tab. 1: Beispiele für die Struktur von Hormonen

Zuletzt sind die Fettsäurederivate (Eicosanoide) zu erwähnen. Sie entstehen aus Arachidonsäure, einer Fettsäure mit 20 C-Atomen, die an Phospholipide gebunden in Plasmamembranen vorkommt (s. Tab. 1, S. 2).

> **Merke!**
>
> Alle Hormone des Hypothalamus und der Hypophyse sind Peptidhormone.

Aus der Struktur eines Hormons resultieren seine unterschiedlichen biochemischen Eigenschaften. Und damit wären wir auch schon bei der nächsten Einteilungsmöglichkeit …

1.1.2 Einteilung nach den biochemischen Eigenschaften

Die wichtigste Eigenschaft eines Hormons ist seine Löslichkeit in Wasser. Unter diesem Gesichtspunkt teilt man die Hormone ein in
– lipophile Hormone
  • die Schilddrüsenhormone Thyroxin (T$_4$) und Trijodthyronin (T$_3$)
  • alle Steroidhormone und ihre aktiven Vorstufen,
  • Cortisol,
  • Testosteron,
  • Östradiol,
  • Progesteron,
  • Aldosteron,
  • 1,25-(OH)$_2$-Cholecalciferol und
  • die Eicosanoide.
– hydrophile Hormone
  • alle Hormone, außer den oben erwähnten, also der gesamte Rest.

Lipophile Hormone lösen sich gut in fettigen Substanzen wie z. B. Plasmamembranen. Deshalb können fettlösliche Signalstoffe die Plasmamembran einfach durchdringen, während wasserlösliche, also hydrophile Hormone, an dieser Aufgabe scheitern. Das unterschiedliche Diffusionsverhalten dieser beiden spiegelt sich natürlich auch im Wirkmechanismus wieder (lipophile Hormone intrazellulär vs. hydrophile Hormone extrazellulär). Das ist ein – auch prüfungstechnisch – **äußerst** wichtiger Unterschied. Du solltest also unbedingt wissen, welche Hormone wasser- und welche fettlöslich sind!

> **Merke!**
>
> Die Einteilung in lipophil und hydrophil ist besonders wichtig für den Wirkmechanismus.
> Lipophile Hormone können durch die Membranen der Zellen diffundieren.

1.1.3 Einteilung nach dem Bildungsort

Auch nach dem Bildungsort kann man eine Unterteilung vornehmen. Hier geht es hauptsächlich darum, festzulegen, ob ein Hormon in einem histologisch abgegrenzten, spezialisierten Gewebe (einer Drüse) oder in anderen Geweben von eingestreuten hormonproduzierenden Zellen synthetisiert wird.

1.2 Hormon- und Zytokinrezeptoren/Signaltransduktion

> **Merke!**
>
> Glanduläre Hormone werden in endokrinen Drüsen synthetisiert, Gewebshormone in anderen Geweben.

1.2 Hormon- und Zytokinrezeptoren/ Signaltransduktion

Dieses Kapitel ist sehr wichtig. Erstens sind Fragen z. B. zu den G-Proteinen sehr beliebt, zweitens handelt es sich um grundlegende Fakten und Vorgänge, die du – besonders auch fürs Mündliche – einfach drauf haben solltest.

1.2.1 Wirkungsmechanismus lipophiler Hormone

Lipophile Hormone wirken durch **Änderung der Transkription** spezifischer Gene. Ihre Rezeptoren befinden sich daher **intrazellulär**.
Die oben bereits erwähnte Membrangängigkeit dieser Stoffe ermöglicht also einen besonderen, recht interessanten Wirkmechanismus. Dabei erzwingt die Hydrophobie dieser Hormone eine vermehrte Bindung an Plasmaproteine beim Transport im Blut. Denn fettliebende Substanzen lösen sich schlecht in wässrigem Milieu, was für den ungehinderten Bluttransport eine Eiweißbindung nötig macht.
Allerdings durchquert nur das ungebundene, freie Hormon die Zellmembran.
Hier also einmal die genauen Vorgänge:
Durch das Ablösen des Hormons vom Plasmaprotein wird es frei diffusibel, es kann in die Zelle eindringen und durchquert das Innere der Zelle. Schließlich trifft es nukleär oder zytoplasmatisch auf sein **intrazelluläres Rezeptorprotein**. Dieses gehört in die Gruppe der regulierbaren Transkriptionsfaktoren, eine Gruppe von Molekülen, die dadurch auffallen, dass sie nur als Dimere aktiv sind und jeweils eine Hormonbindungsdomäne und eine DNA-Bindungsdomäne besitzen.

Durch Hormonbindung durchläuft der Hormon-Rezeptor-Komplex eine Konformationsänderung, die die Rezeptoren zur **Pärchenbildung** befähigt. Als Partner wird dabei ein anderer Hormon-Rezeptor-Komplex ausgewählt. Der dimerisierte Rezeptor kann nun mit Hilfe einer **Zinkfinger-Domäne** (beliebter Prüfungsfakt!) an der großen Furche der DNA binden. Durch diese Wechselwirkung mit dem Erbstrang resultiert eine veränderte Transkriptionsgeschwindigkeit. Die Abschnitte, an denen intrazelluläre Rezeptorproteine binden, werden als Hormone-Response-Elemente (HRE) bezeichnet. Diese sind nur in der Nähe bestimmter Gene vorhanden.
Durch die direkte Wechselwirkung des Rezeptors mit der DNA kommt es zur **Induktion** (Beschleunigung der Transkription) oder zur **Repression** (Verlangsamung der Transkription). Natürlich verändern sich dadurch mit der Zeit die Mengen der hergestellten Enzyme und anderer Proteine und letztendlich auch die Zellfunktion.

> **Merke!**
>
> Lipophile Hormone wirken auf die DNA im Zellkern. Die Gene der so regulierten Proteine (z. B. der Na^+/K^+-ATPase) werden dadurch verändert abgelesen (Induktion oder Repression). Dementsprechend häufiger oder seltener werden die entsprechenden Proteine produziert. Bedingt durch diesen Mechanismus liegt die Zeit bis zum Wirkungseintritt meist im Bereich von Stunden.

1 Biochemie der Hormone

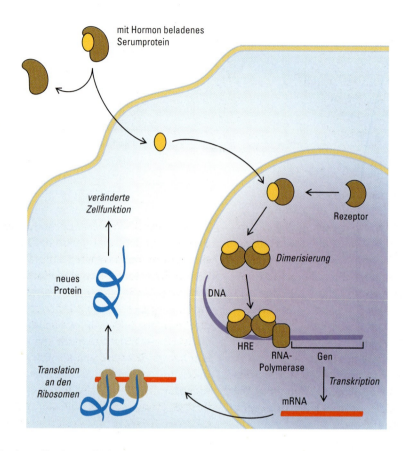

Hormon durchquert Membran → Bindung eines intrazellulären Rezeptorproteins → dieser Hormon-Rezeptor-Komplex dimerisiert (mit einem anderen Hormon-Rezeptor-Komplex) → Bindung an DNA über Zinkfinger → Transkriptionsbeeinflussung

Abb. 1: Intrazellulärer Rezeptor

medi-learn.de/6-bc5-1

1.2.2 Wirkungsmechanismus hydrophiler Hormone

Hydrophile Hormone durchdringen die Zellmembran nicht. Sie binden an einen membranständigen Rezeptor, der die Wirkung in das Innere der Zelle vermittelt. Es gibt verschiedene Arten dieser Rezeptoren.

Man unterscheidet drei unterschiedliche Klassen von Membranrezeptoren. Eine große und wichtige Gruppe sind die **G-Protein-assoziierten (7-Helix-) Rezeptoren**. Die sieben Transmembrandomänen dieser Rezeptoren bilden eine Struktur, die sie für die Interaktion mit einem G-Protein prädestiniert.

Eine ganz andere Wirkungsweise zeigen die **1-Helixrezeptoren**. Zu ihnen gehören die **Tyrosinkinasen** und die **Guanylatcyclasen**, die sich grundlegend von den anderen Rezeptoren unterscheiden (s. Tyrosinkinasen, S. 10). Die dritte Gruppe – die **Ionenkanäle** – soll hier nur erwähnt sein. Berühmtestes Beispiel dieser Gruppe ist der nikotinerge Acetylcholin-Rezeptor.

G-Protein-assoziierte Rezeptoren

G-Proteine werden in der Signaltransduktion als Schalter benutzt. Sie übertragen die extrazellulären Signale, die von membranständigen Rezeptoren empfangen wurden, auf intrazelluläre Signalkaskaden.

1.2.2 Wirkungsmechanismus hydrophiler Hormone

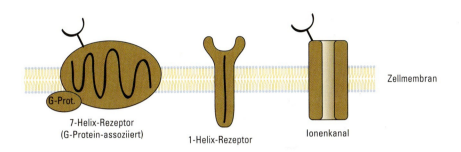

Abb. 2: Klassen von Membranrezeptoren

medi-learn.de/6-bc5-2

Es existieren verschiedene Familien der G-Proteine. Zum einen gelten einige Translationsfaktoren (If-2, Ef-1 etc.) als G-Proteine. Eine andere Gruppe stellen die **kleinen G-Proteine** dar, zu ihnen gehören Ras, Rab, Rho und viele andere. Für das Physikum konzentrieren wir uns hier auf die große Einheit der **heterotrimeren G-Proteine**. Wie der Name schon sagt, bestehen sie aus drei Untereinheiten, einer α-, einer β- und einer γ-Untereinheit. Verantwortlich für die Funktion ist hauptsächlich die α-Untereinheit, denn sie bindet (nichtkovalent) ein Guaninnucleotid.

Beleuchten wir also die Vorgänge, die in der Zelle stattfinden, mal genauer: Die **Bindung eines Hormons** an einen membranständigen 7-Helix-Rezeptor führt zu einer Konformationsänderung des Rezeptors. Der entstandene Hormon-Rezeptor-Komplex bindet daraufhin intrazellulär ein G-Protein, wobei der Komplex selbst in der Membran verbleibt. Das G-Protein hat im Ruhezustand ein GDP gebunden. Durch die Interaktion von Hormon-Rezeptor-Komplex und G-Protein wird der **Austausch (KEINE Phosphorylierung) von GDP gegen GTP** am G-Protein katalysiert. Der Hormon-

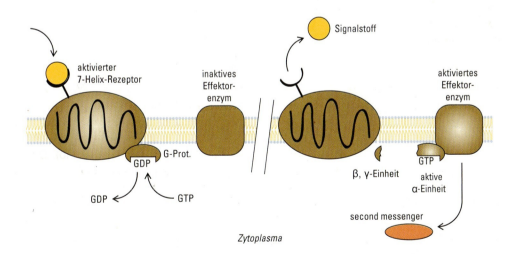

Bindung des Hormons an membranständigen Rezeptor → Anlagerung eines inaktiven G-Proteins (enthält GDP) → Aktivierung des G-Proteins durch Ersetzen des GDP durch GTP → Dissoziation des G-Proteins in α und β,γ → Aktivierung von Effektorenzymen durch die GTP-beladene α-Untereinheit

Abb. 3: G-Proteine

medi-learn.de/6-bc5-3

1 Biochemie der Hormone

Rezeptor-Komplex aktiviert also das G-Protein. Das aktivierte G-Protein **dissoziiert** nun in die GTP-bindende α-Komponente und den β,γ-Teil. Der für die Funktion hauptverantwortliche α-Abschnitt kann jetzt intrazellulär **membranständige Effektorenzyme** wie die Adenylatcyclase oder die Phospholipase C aktivieren. Dabei entstehen Second messenger wie cAMP und IP_3.

Um eine überschießende Synthese von Second messengern zu verhindern, inhibiert sich die Kaskade übrigens von selbst. Der α-Abschnitt besitzt nämlich eine **GTPase-Aktivität**: durch Assoziation mit dem Effektorenzym wird das GTP der α-Untereinheit zu GDP gespalten und das G-Protein damit wieder inaktiv. Legen sich die drei Teile des G-Proteins letztendlich erneut zusammen, ist der Ausgangspunkt erreicht und die Kaskade kann von vorne beginnen.

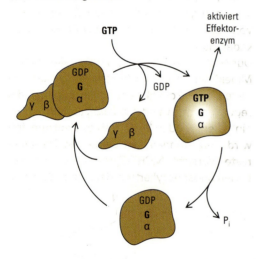

Abb. 4: G-Protein Kreislauf *medi-learn.de/6-bc5-4*

Es empfiehlt sich, diesen Abschnitt ruhig mehrmals zu lesen. Hier lassen sich nämlich einige Punkte holen, und das nicht nur in der Biochemie, sondern auch in der Physiologie!

Adenylatcyclase. Viele 7-Helix-Rezeptoren interagieren mit G-Proteinen, die Einfluss auf die Adenylatcyclase als Effektorenzym haben. Dabei gibt es zwei verschiedene G-Protein-Unterarten:

> **Merke!**
>
> G_s: Stimulation der Adenylatcyclase → cAMP-Anstieg
> G_i: Inhibition der Adenylatcyclase → cAMP-Abfall

Hier folgt als Beispiel einmal die mit dem β-adrenergen Rezeptor startende G_s-Kaskade: Durch die Hormonbindung katalysiert das Rezeptorprotein den Austausch von GDP gegen GTP am G_s-Protein. Nach Trennung in α- und β,γ-Untereinheit vermittelt die GTP-beladene α-Untereinheit eine **Stimulation der Adenylatcyclase**, die daraufhin einen Second messenger produziert: das **cAMP**.

1.2.2 Wirkungsmechanismus hydrophiler Hormone

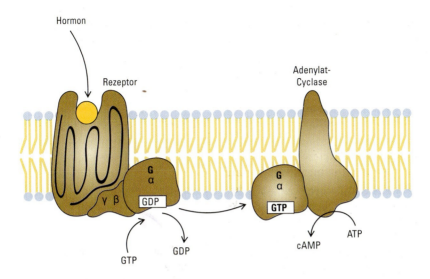

Abb. 5: G_s-vermittelte Stimulation der Adenylatcyclase

Die inhibitorischen G-Proteine (G_i) unterscheiden sich von dieser Wirkweise nur in einem Punkt. Nach der Bindung von $α_i$ an die Adenylatcyclase wird diese nicht stimuliert, sondern **gehemmt** und es kommt zu einer verringerten Produktion an cAMP.
Die Adenylatcyclase ist ein integraler Bestandteil der Zellmembran. Sie katalysiert folgende Reaktion:
cAMP entsteht aus ATP und kann in der Zelle weitere Wirkungen vermitteln, hauptsächlich durch Aktivierung der **Proteinkinase A (A** wie cAMP). Proteinkinasen sind spezielle Proteine, die einen großen Anteil an der Übermittlung von hormonellen Signalen über Rezeptorkaskaden haben.
Durch die Bindung von jeweils vier cAMP-Molekülen an die regulatorischen Untereinheiten der Proteinkinase A dissoziieren die regulatorischen und die katalytischen Untereinheiten, wodurch ihr aktives Zentrum frei wird. Jetzt können dort **Seryl- und Threonylreste** (Vorsicht: NICHT Tyrosyl-) von Zielproteinen phosphoryliert werden, die dadurch ih-

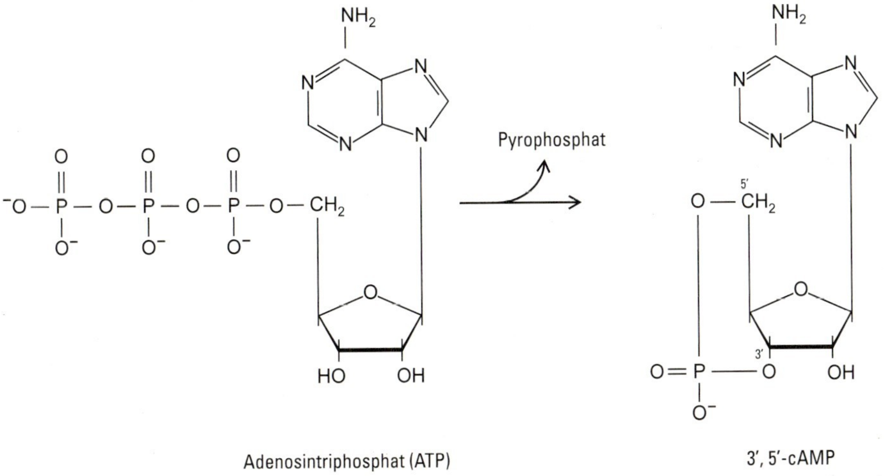

Abb. 6: cAMP-Synthese

1 Biochemie der Hormone

ren Funktionszustand ändern. Diesen Vorgang – also das Aus- und Einschalten von Enzymen durch Phosphorylierung – nennt man **Interkonversion**.

Proteinkinasen phosphorylieren hauptsächlich Hydroxy-Gruppen (OH). Daher sind ihre Reaktionspartner Seryl-, Threonyl- und/oder Tyrosylreste:
Serin/Threoninkinasen sind die
- Proteinkinase A, B und C sowie die
- Phosphorylase Kinase A (im Muskel).

Tyrosinkinasen sind die Tyrosinkinasen (wie einfallslos).

Übrigens ...
Lass dich bitte nicht verwirren: In den Fragen des schriftlichen Physikums werden die Begriffe Interkonvertierung und Interkonversion synonym gebraucht. Beide meinen also dasselbe und zwar das Aus- und Einschalten von Enzymen durch Phosphorylierung.

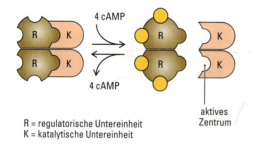

R = regulatorische Untereinheit
K = katalytische Untereinheit

Abb. 7: Proteinkinase A *medi-learn.de/6-bc5-7*

> **Merke!**
>
> Ein aktives G-Protein (G_s) aktiviert die Adenylatcyclase → vermehrte Produktion von cAMP → Anstieg der intrazellulären cAMP-Konzentration → Aktivierung der Proteinkinase A → Phosphorylierung von Proteinen an Seryl- und Threonylresten durch Proteinkinase A → Funktionsänderung

Die Interkonversion kann zur vermehrten
- **Aktivierung** des Zielenzyms (z. B. Glykogenphosphorylase),
- **Inaktivierung** des Zielenzyms (z. B. Glykogensynthase),
- **Transkription** einiger Gene (z. B. der PEP-Carboxykinase unter Glukagoneinfluss) führen.

> **Merke!**
>
> G_s- und G_i-abhängige Rezeptoren regulieren letztlich die Aktivität der Adenylatcyclase und damit die intrazelluläre Konzentration des Second messengers cAMP. cAMP vermittelt mit Hilfe der Proteinkinase A unterschiedliche zelluläre Effekte, die zu veränderten Zellfunktionen führen. Dabei kann die Aktivität eines Enzyms, aber auch die Transkription in einer Zelle beeinflusst werden.

Um eine gute Steuerbarkeit dieses Systems zu ermöglichen, muss die Halbwertszeit des cAMP kurz sein, da die Zelle ja kurzfristig reagieren können soll.
Dabei hilft die Phosphodiesterase, der größte Feind des cAMP. Sie katalysiert die in Abbildung 8 dargestellte Reaktion und damit die Inaktivierung von cAMP (**5'-AMP ist inaktiv**).

Phospholipase C. Ein weiteres Effektorenzym, auf das die aktivierte α-Untereinheit des G-Proteins wirken kann, ist die **Phospholipase C**. Das entsprechende G-Protein heißt G_q.
Hierbei wird allerdings nicht cAMP frei, sondern **Inositoltriphosphat (IP_3)** und **Diacylglycerin (DAG)**.

> **Merke!**
>
> G_q: Stimulation der Phospholipase C → Anstieg von IP_3 und DAG.

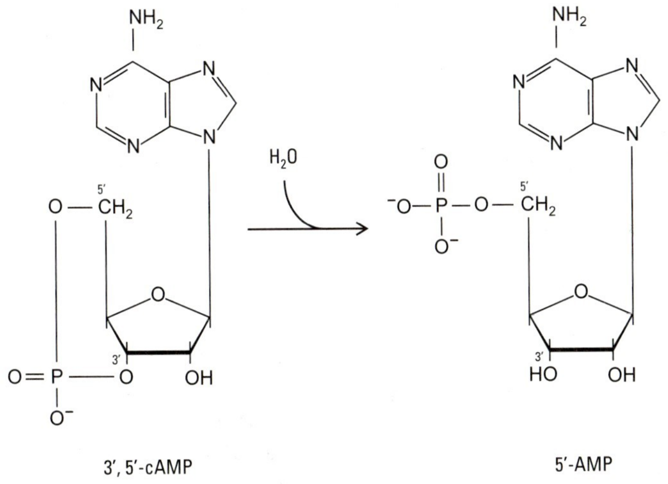

1.2.2 Wirkungsmechanismus hydrophiler Hormone

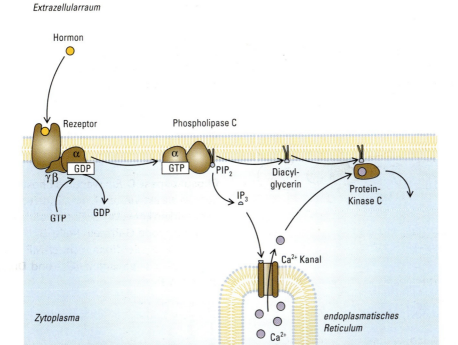

Abb. 8: Phosphodiesterase

Ein aktives G-Protein (G_q) aktiviert die Phospholipase C → Synthese von IP_3 und DAG → IP_3 öffnet Ca^{2+}-Kanäle am endoplasmatischen Retikulum → Anstieg der intrazellulären Ca^{2+}-Konzentration → Ca^{2+} aktiviert zusammen mit DAG die Proteinkinase C → Phosphorylierung von Proteinen an Seryl- und Threonylresten durch Proteinkinase C → Funktionsänderung

Abb. 9: G_q-Kaskade am Beispiel des α1-adrenergen Rezeptors

1 Biochemie der Hormone

Wird über G_q die Phospholipase C aktiviert, spaltet sie Esterbindungen, und zwar mit Vorliebe die eines ganz bestimmten Membranlipids. Dieses Membranlipid heißt **Phosphatidylinositol-4,5-Bisphosphat (PIP_2)**. Da PIP_2 aus einem Inositolrest und einem Glycerin mit 2 Fettsäureresten besteht, entstehen bei der Spaltung die zwei Produkte **Inositoltriphosphat (IP_3)** und **Diacylglycerin (DAG)**. Beide – IP_3 und DAG – sind Second messenger.

Während das wasserlösliche IP_3 zum endoplasmatischen Retikulum diffundiert und dort **Calciumkanäle** öffnet, verbleibt das DAG in der Zellmembran. Letztendlich führen der IP_3-vermittelte Anstieg des Ca^{2+}-Spiegels der Zelle (das ER ist reich an Calcium, durch die Öffnung der Membrankanäle kann es ausströmen) und die vermehrte Produktion des membranständigen DAG zur Aktivierung der **Proteinkinase C** (PK C).

Ähnlich der PK A kann die aktivierte PK C nun Seryl- und Threonylreste phosphorylieren und damit den Aktivitätszustand von verschiedenen Enzymen und Proteinen regulieren (Interkonversion, s. Abb. 7, S. 8).

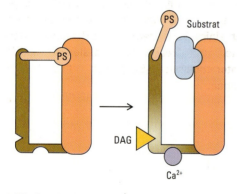

PS = Pseudosubstrat

Abb. 10: Proteinkinase C *medi-learn.de/6-bc5-10*

Auch der Ca^{2+}-Anstieg allein wirkt wie ein Second messenger. Der Ca^{2+}-Spiegel der Zelle ist nämlich sehr genau reguliert. Kommt es zu einer vermehrten Freisetzung von Calcium, löst genau das in der Zelle schon Reaktionen aus (z. B. vermehrte Muskelkontraktion, vermehrte Exkretion in neuronalen Zellen). Außerdem werden Ca^{2+}-bindende Proteine wie Calmodulin aktiviert. **Calmodulin** besitzt Strukturähnlichkeit mit Troponin C und kann, zusammen mit Calcium, Kinasen (z. B. Myosin-Leichtkettenkinase in der glatten Muskulatur) aktivieren, die daraufhin – ähnlich wie die PK A und die PK C – in den Zellstoffwechsel eingreifen.

> **Merke!**
>
> Vermittelt durch G-Proteine werden folgende Prozesse in der Zelle eingeleitet:
> – Über die Adenylatcyclase wird der cAMP-Spiegel im Plasma gesteigert.
> – Die Phospholipase C steuert die intrazelluläre Konzentration von IP_3, DAG und Calcium.
> Diese Vorgänge führen zu veränderten Enzymaktivitäten, vermittelt durch die phosphorylierenden Proteinkinasen A oder C (Interkonversion).

Tyrosinkinasen

Tyrosinkinasen liegen in der Plasmamembran als **Monomere** vor. Bevor sie aktiv werden, bilden sie jedoch **Dimere**. Und das geht so: Nachdem ein Hormon an ein Monomer gebunden hat, sucht sich dieses Monomer ein identisches, nicht hormonbeladenes Rezeptorprotein als Bindungspartner. Dabei entsteht ein Homodimer (zwei gleiche Teile bilden ein Dimer).

Das Wirkprinzip aller Tyrosinkinaserezeptoren beruht auf einer einfachen oder multiplen **Autophosphorylierung** (sich selbst phosphorylieren). Nach oben erwähnter Assoziation zu Dimeren kommt es zur Autophosphorylierung von **intrazellulären Tyrosylresten** des Rezeptors (deshalb der Name **Tyrosin**kinase). Die Phosphorylierung erfolgt dabei durch den Rezeptorkomplex selbst (deshalb Tyrosin**kinase**). Dadurch wird der Rezeptor aktiviert, und Proteine mit einer SH2-Domäne können an die phosphorylierten Tyrosylreste binden. Diese Proteine werden dadurch aktiviert und sind so für die weitere Signalübertragung zuständig:

1.2.2 Wirkungsmechanismus hydrophiler Hormone

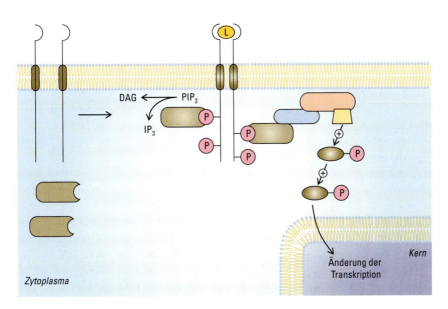

Abb. 11: Tyrosinkinasen

medi-learn.de/6-bc5-11

- Sie führen zur Konzentrationsänderung von Second messengern,
- sie verändern die Transkription und
- sie können Bestandteile des Zytoskeletts sein.

Am besten schaust du dir Abb. 11, S. 11 an, dann werden diese Fakten bestimmt verständlicher.

Der prüfungsrelevanteste Vertreter dieser Rezeptorklasse ist der Insulinrezeptor, obwohl er zusammen mit dem Rezeptor für IGF eine gewisse Variante bildet. Die beiden haben nämlich einige Besonderheiten, z. B. dass sie heterotetramere Rezeptoren sind, sie also aus 2 · 2 Untereinheiten ($α_2β_2$, s. Abb. 18, S. 19) bestehen.

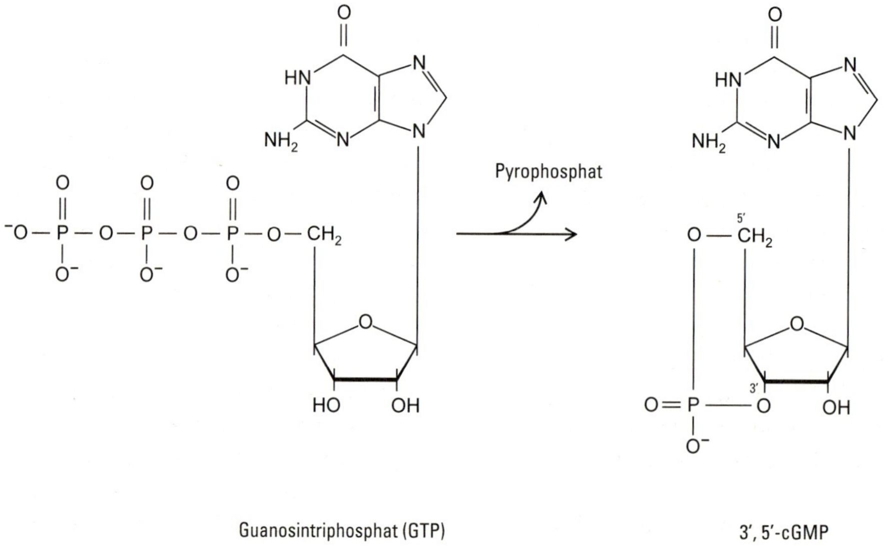

1 Biochemie der Hormone

Guanosintriphosphat (GTP)   →   3', 5'-cGMP (Pyrophosphat)

Abb. 12: Guanylatcylase-Reaktion

medi-learn.de/6-bc5-12

Guanylatcyclasen

Guanylatcyclasen sind Rezeptorenzyme, die aus GTP zyklisches GMP (cGMP) bilden. Sie funktionieren also ähnlich wie Adenylatcyclasen, allerdings mit zwei Unterschieden:
- Sie benutzen **GTP** statt ATP und
- sind **Rezeptor und Effektorenzym** in einem. (Adenylatcyclasen benötigen einen Rezeptor **und** G-Proteine, um aktiviert zu werden).

Es existieren zwei verschiedene Guanylatcyclasen (GCI). Die membranständige Form der GCI dient z. B. als Rezeptor für ANP (atriales natriuretisches Peptid, s. 1.6.2, S. 60).
NO (Stickstoffmonoxid), ein kurzlebiger Botenstoff des Endothels, bindet hingegen an die lösliche, intrazelluläre Form der Guanylatcyclase (s. 1.8.4, S. 64).
Beide GCI-Arten führen zu einer Erhöhung der intrazellulären Konzentration von cGMP, das beispielsweise eine Entspannung der Gefäßmuskulatur und eine Änderung im Elektrolyttransport der Niere auslöst.
Auch im cGMP-System ist eine Proteinkinase vorhanden, die Proteinkinase G.

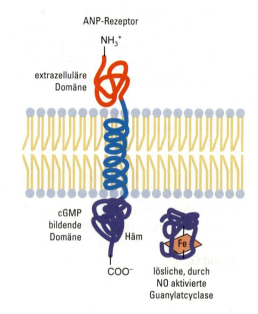

Abb. 13: Membranständige und lösliche Guanylatcyclase

medi-learn.de/6-bc5-13

DAS BRINGT PUNKTE

Bei allen **Hormonen** solltest du eine Vorstellung besitzen, zu welcher Stoffgruppe sie gehören. Schließlich ergeben sich daraus grundlegende Eigenschaften. Besonders gerne gefragt wurde bislang, dass
- alle Hormone von Hypothalamus, Hypophyse (Neuro- und Adenohypophyse) und endokrinem Pankreas Peptidhormone sind,
- alle Peptidhormone hydrophil sind,
- die einzigen lipophilen Aminosäurederivate die Schilddrüsenhormone sind (Vorsicht Falle: Schilddrüsenhormone sind KEINE Peptide, s. 1.4.1, S. 34) und
- die fettlöslichen Steroidhormone aus Cholesterin entstehen.

Am Abschnitt **Hormonrezeptoren** und **Signaltransduktion** kommst du nicht vorbei, das muss einfach rein in den Kopf. Denn die hier vorgestellten Fakten sind das Fundament, auf dem alles andere aufbaut. Besonders häufig gefragt wurden bislang folgende Punkte:
- Lipophile Hormone wirken mit Hilfe intrazellulärer Rezeptoren, die dimerisieren, mit einem Zinkfinger an die DNA binden und daraufhin die Transkription beeinflussen. Zeit bis zum Wirkeintritt: Minuten bis Stunden.
- Hydrophile Hormone wirken z. B. über G-Protein-assoziierte Rezeptoren; wichtig sind Rezeptorinteraktionen mit G_s, G_i und G_q.
- Heterotrimere G-Proteine werden als Schalter benutzt. Sie bestehen aus einer α,β- und einer γ-Untereinheit und können ein Guaninnucleotid binden. Letztendlich führt die Hormonbindung am Rezeptor über eine G-Protein-Aktivierung zur vermehrten Effektor-Aktivität eines Effektorenzyms (Adenylatcyclase oder Phospholipase C).
- G_s stimuliert die Adenylatcyclase, G_i hemmt sie. Die Adenylatcyclase katalysiert die Reaktion von ATP zu cAMP, einem Second messenger.
- G_q aktiviert die Phospholipase C, daraufhin entsteht aus PIP_2 das IP_3 und der „Membranlipidrest" DAG. Infolgedessen steigt der Ca^{2+}-Spiegel in der Zelle.
- Second messenger haben die Möglichkeit, Proteinkinasen (PK A und PK C) zu aktivieren. Diese phosphorylieren bestimmte Proteine an Seryl- und Threonylresten, wodurch sich der Funktionszustand des Proteins ändert (Interkonversion).
- Tyrosylreste werden durch Tyrosinkinasen phosphoryliert. Diese Rezeptorproteine durchlaufen nach Hormonbindung eine Autophosphorylierung und werden daraufhin aktiv.
- Tyrosylreste gehören zu den Tyrosinkinasen, Seryl- und Threonylreste dagegen zu den Proteinkinasen (Vorsicht Falle!).
- ANP und NO stimulieren Guanylatcyclasen = Rezeptorproteine, die schließlich den Spiegel des Second messengers cGMP in der Zelle anheben.

FÜRS MÜNDLICHE

Wir beginnen die Biochemie mit dem Kapitel der Hormone. Zu den Unterkapiteln Einteilung, Rezeptoren und Signaltransduktion folgen hier die Fragen aus den mündlichen Prüfungsprotokollen unserer Datenbank. Viel Erfolg bei der Überprüfung deines Wissens.

1. Nach welchen Kriterien können Sie eine generelle Einteilung der Hormone vornehmen?

2. Schildern Sie bitte grundlegende Unterschiede zwischen Somatostatin und Cortisol.

3. Welche G-Proteine kennen Sie und welche Funktionen haben diese in einer Zelle?

4. Schildern Sie bitte die Vorgänge, die bei der Bindung eines Hormon-Rezeptor-Komplexes an ein G-Protein stattfinden.

5. Welche Second messenger kennen Sie und wie entstehen diese?

6. Schildern Sie bitte eine Kaskade, die zur Synthese eines der oben genannten Second messenger führt.

7. Kennen Sie membranständige Rezeptoren, die nicht mit Hilfe von G-Proteinen arbeiten? Welche kennen Sie und wie funktionieren diese?

8. Schildern Sie bitte die Vorgänge, die zur Vermittlung der Aldosteronwirkung führen.

---

1. Nach welchen Kriterien können Sie eine generelle Einteilung der Hormone vornehmen?
– Nach Struktur,
– nach Löslichkeit in Wasser,
– nach Bildungsort,
– nach funktionellen Gesichtspunkten (z. B. „Wachstum und Entwicklung" oder „schnelle Stoffwechselregulation").

2. Schildern Sie bitte grundlegende Unterschiede zwischen Somatostatin und Cortisol.
Somatostatin ist
– ein Peptidhormon,
– hydrophil und
– ein Gewebshormon.
Cortisol ist
– ein Steroidhormon,
– lipophil und
– ein glanduläres Hormon.

3. Welche G-Proteine kennen Sie und welche Funktionen haben diese in einer Zelle?
G-Proteine haben Schalterfunktion. Der hormonbindende Rezeptor benutzt die G-Proteine, um die eigentliche Hormonwirkung in die Zelle zu vermitteln. Dabei kommt es zu Kaskaden, die eine Verstärkung des einzelnen Hormonsignals bewirken. Von den G-Proteinen existieren verschieden Klassen, z. B. die „kleinen" G-Proteine (wie Ras und Rho) und die großen, heterotrimeren G-Proteine.

4. Schildern Sie bitte die Vorgänge, die bei der Bindung eines Hormon-Rezeptor-Komplexes an ein G-Protein stattfinden.
Durch die Rezeptorbindung kommt es zum Austausch von GDP gegen GTP, anschließend zur Trennung in α- und β,γ-Untereinheit. Es folgt die Interaktion mit dem Effektorenzym. Die Inaktivierung geschieht durch die GTPase-Aktivität der α-Untereinheit und der Kreislauf kann von vorn beginnen.

FÜRS MÜNDLICHE

5. Welche Second messenger kennen Sie und wie entstehen diese?
- cAMP, cGMP (Cyclasen)
- IP_3, DAG (Proteinlipase C)
- Ca^{2+}, manchmal auch als Third messenger bezeichnet.

6. Schildern Sie bitte eine Kaskade, die zur Synthese eines der oben genannten Second messenger führt.
Beispiel G_q-Kaskade: Nach Aktivierung des G_q-Proteins wird membranständiges PIP_2 durch die Phospholipase C in IP_3 und DAG gespalten. IP_3 setzt Ca^{2+} aus dem endoplasmatischen Retikulum frei, Ca^{2+} und DAG aktivieren zusammen die Proteinkinase C.
Oder:
Beispiel G_s/G_i-Kaskade: Stimulation eines G_s-Proteins führt zu dessen Spaltung in α und β,γ. GTP-beladenes α stimuliert daraufhin die Adenylatcyclase, die cAMP aus ATP bildet. Die α-Untereinheit des G_i-Proteins führt zur Hemmung der Adenylatcyclase.

7. Kennen Sie membranständige Rezeptoren, die nicht mit Hilfe von G-Proteinen arbeiten? Welche kennen Sie und wie funktionieren diese?
Bei den 1-Helix-Rezeptoren handelt es sich z. B um Tyrosinkinasen oder Guanylatcyclasen. Beide Arten besitzen eine Hormonbindungsstelle und einen Abschnitt, der direkt für die Signalübermittlung zuständig ist. Deshalb benötigen diese Rezeptoren keine G-Proteine.
Tyrosinkinasen: Hormonbindung → Dimerisierung → Autophosphorylierung → Phosphorylierung von weitervermittelnden Proteinen; Beispiel Insulin, Wachstumsfaktoren.
Guanylatcyclasen: Hormonbindung → Synthese von cGMP als Second messenger; Beispiel: ANP (membranständig), NO (löslich).

8. Schildern Sie bitte die Vorgänge, die zur Vermittlung der Aldosteronwirkung führen.
Aldosteron hat als Steroidhormon eine hohe Plasmaeiweißbindung und einen intrazellulären Rezeptor. Es diffundiert durch die Zellmembran und bildet einen Hormon-Rezeptor-Komplex. Es folgt die Dimerisierung, die Interaktion mit der DNA und die Beeinflussung der Transkription (Induktion oder Repression), letztendlich resultiert ein veränderter Enzymbesatz der Zelle.

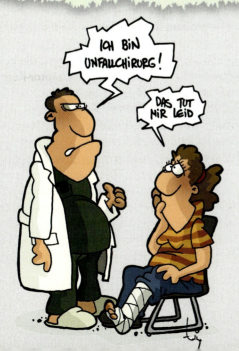

Pause

Ein paar Seiten hast du schon geschafft!
Päuschen und weiter geht's!

1 Biochemie der Hormone

1.3 Schnelle Stoffwechselregulation

Dieses oft gefragte Kapitel behandelt die Regulation des Stoffwechsels durch die Hormone der Langerhans-Inseln (Insulin und Glukagon) und die Katecholamine. Im Vordergrund steht hierbei der Kohlenhydratstoffwechsel mit Glucose als zentralem Metabolit.

Falls dich in bestimmten Teilen dieses Kapitels eine Unterzuckerung und erhöhte Katecholaminausschüttung ereilt, hilft nur eins: Kleine Pause machen, tiefgefrorenen Fruchtzwerg essen, Espresso trinken und dann mit frischem Elan erneut ans Werk.

1.3.1 Insulin

Hier solltest du jetzt noch mal besonders gut aufpassen, denn Insulin ist einer der absoluten Prüfungsrenner! Und das kann man wirklich nicht von jedem Kapitel behaupten ...

Struktur, Synthese und Sekretion

Insulin ist ein **Proteohormon**. Wie alle Polypeptide und Proteine durchläuft es damit den weiten Weg der Proteinbiosynthese, angefangen mit der Transkription und Translation, bis hin zur Weiterverarbeitung des Rohproteins zu einem aktiven Molekül.

Das aktive Insulin entsteht in den β-Zellen des endokrinen Pankreas durch Proteolyse aus Präproinsulin. Dabei finden folgende Schritte statt (s. Abb. 15, S. 17):

– Abspaltung des **Signalpeptids**, das für die Einschleusung in das endoplasmatische Retikulum benötigt wurde.
– Synthese von **drei Disulfidbrücken** (zwei Disulfidbrücken zwischen den beiden Ketten, eine Disulfidbrücke in der A-Kette) und
– Abspaltung des **C-Peptids**.

Schlussendlich wird das fertige Insulin bis zur Sekretion als **Zink-Hexamer** (immer sechs Insulinmoleküle kristallisieren an einem Zn^{2+}-Ion) in Vesikeln gespeichert. Nach seiner Ausschüttung ist Insulin sehr kurzlebig. Es hat nur eine Halbwertszeit von knapp fünf Minuten. Dies gewährleistet eine gute Regulierbarkeit des Kohlenhydratstoffwechsels.

Das C-Peptid kann man länger im Blut nachweisen. Da pro aktivem Insulinmolekül auch ein C-Peptid entsteht, entspricht die gemessene Konzentration an C-Peptid der Konzentration an selbst synthetisiertem Insulin.

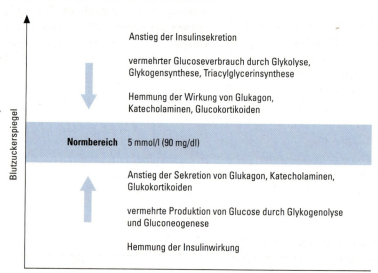

Abb. 14: Schnelle Stoffwechselregulation

medi-learn.de/6-bc5-14

1.3.1 Insulin

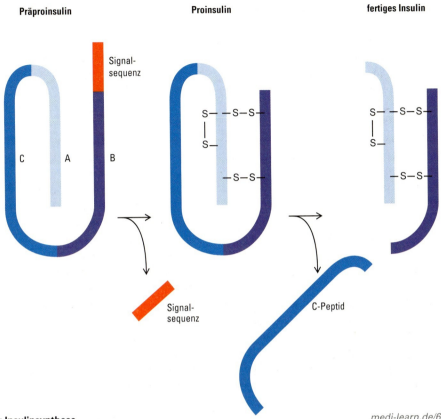

Abb. 15: Insulinsynthese

Merke!

Insulin
- wird in den β-Zellen des endokrinen Pankreas (Langerhans-Inseln) synthetisiert.
- ist ein Proteohormon aus 51 Aminosäuren.
- besteht aus zwei Ketten (A- und B-Kette).
- enthält zwei Disulfidbrücken zwischen den beiden Ketten und eine Disulfidbrücke innerhalb der A-Kette (NICHT der B-Kette!).
- wird in β-Granula als Hexamer mit Zink-Ionen gespeichert.
- wird sezerniert, wenn die Glucosekonzentration im Blut ansteigt.

Nachdem Insulin erfolgreich gebildet wurde, beschäftigen wir uns nun mit dem Sekretionsmechanismus, denn schließlich will der Blutzuckerspiegel genau reguliert sein.

Der **stärkste** physiologische Reiz zur Ausschüttung der Insulinvesikel aus den B-Zellen ist der **Anstieg der extrazellulären Glucosekonzentration**. Bei einem hohen Plasma-Blutzuckerspiegel (BZ) wird also viel Insulin ausgeschüttet. Damit das auch immer so funktioniert wie

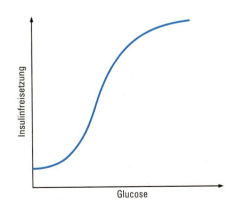

Abb. 16: Glucose-Insulin

1 Biochemie der Hormone

in unserer Grafik, hat unser Körper einen interessanten Mechanismus ausgeklügelt (s. Abb. 16, S. 17 und Abb. 17, S. 18).

Die pankreatischen B-Zellen besitzen nämlich einen **Glucosesensor**. Er entsteht durch das Zusammenspiel des Glucosetransporters **GLUT-2** und der **Glucokinase**. Beide sind in den pankreatischen β-Zellen vorhanden und dort in ihrer Kinetik so aufeinander abgestimmt, dass sie mögliche Änderungen der Glucosekonzentration effizient aufspüren. Sie leiten den Sekretionsmechanismus des Insulins ein, indem sie mit der Einschleusung der Glucose in die Glykolyse beginnen. Da aus jedem energiereichen Substrat in den Zellen letztendlich ATP entsteht, ist das auch hier der Fall: Aus extrazellulärer Glucose wird intrazelluläres ATP gebildet (die intrazelluläre ATP-Konzentration steigt an). Die **ATP-abhängige Hemmung** eines bestimmten K^+-Kanals führt daraufhin zur Depolarisierung der β-Zelle, da K^+ die Zelle nicht mehr verlassen kann. Ein **spannungssensitiver Ca^{2+}-Kanal** bemerkt diese Veränderung im Membranpotenzial, öffnet sich und lässt Ca^{2+} einströmen. Der steigende Ca^{2+}-Spiegel führt dann zur Exkretion der Insulinvesikel (ähnlich wie an einer Synapse, s. Skript Physiologie 3)

> **Merke!**
>
> Der Sekretionsmechanismus des Insulins beruht auf einem Anstieg der intrazellulären ATP-Konzentration und darauf folgender Depolarisierung mit vermehrtem Ca^{2+}- Einstrom.

Neben der Blutglucosekonzentration gibt es natürlich noch andere Parameter, die Einfluss auf die Insulinfreisetzung der β-Zellen des Pankreas besitzen. Die **absolut prüfungsrelevanten Vertreter** sind in folgender Tabelle zusammengefasst:

stimulieren Insulinfreisetzung	hemmen Insulinfreisetzung
– Aminosäuren	– Adrenalin, Noradrenalin (α_2-Rezeptor)
– kurzkettige Fettsäuren	– Somatostatin
– Ketonkörper	
– GIP (Glucose-dependent Insulin-releasing Peptide), GLP-1 (Glukagon Like Peptide 1)	
– therapeutisch: Sulfonylharnstoffe	

Tab. 2: Regulatoren der Insulinfreisetzung

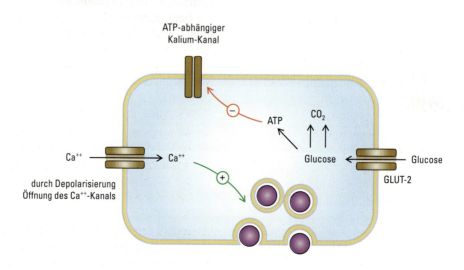

Abb. 17: Mechanismus der Insulinsekretion

medi-learn.de/6-bc5-17

1.3.1 Insulin

Na, Fruchtzwerg schon aufgegessen? Dann steigt wohl mittlerweile der BZ an, oder? Insulin wird auch ausgeschüttet .... sehr gut. Dann sollten wir uns schleunigst dem Insulinrezeptor widmen, denn sonst erreichen wir keine Wirkung an den Zielzellen.

Insulinrezeptor

Wie bereits erwähnt (s. Tyrosinkinasen, S. 10), ist der Insulinrezeptor ein **spezieller Tyrosinkinaserezeptor**: Er ist ein **heterotetramerer Rezeptor ($\alpha_2\beta_2$)**. Die α-Untereinheiten befinden sich extrazellulär und sind für die Bindung mit dem Insulin zuständig, während die β-Komponenten – als Proteinkinasen – für die Autophosphorylierung des Rezeptors sorgen. Sein Substrat, das die Wirkung weiter in die Zelle vermittelt, wird nach Rezeptoranregung ebenfalls phosphoryliert und damit aktiviert. Dessen Name ist **IRS** (Insulin-Rezeptor-Substrat); wie einfallsreich ...

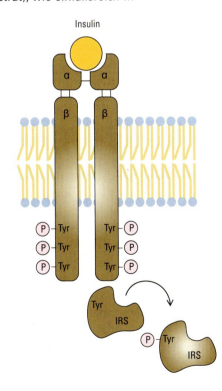

Abb. 18: Insulinrezeptor   medi-learn.de/6-bc5-18

> **Merke!**
> - Die α-Untereinheiten befinden sich außen und binden das Insulin.
> - Der β-Teil ist für die Phosphorylierung zuständig.

Wirkungen des Insulins

Insulin reguliert in bedeutender Art und Weise den Kohlenhydratstoffwechsel im Wechselspiel mit Glukagon und den Katecholaminen. Da Glucose unerlässlicher Brennstoff für das Gehirn (allein dort werden pro Tag 120 g am Tag umgesetzt), das Nervengewebe, die Erythrozyten, das Nebennierenmark und noch ein paar andere Gewebe ist, spielt Insulin eine entsprechend wichtige Rolle im menschlichen Organismus.

Obwohl sich die Insulinwirkung nicht auf bestimmte Gewebe beschränkt, sind aufgrund ihrer funktionellen und prüfungstechnischen Bedeutung besonders drei betrachtenswert:
- **die Leber,**
- **die Muskulatur und**
- **das Fettgewebe.**

In den folgenden Abschnitten wird jedes dieser Gewebe genau besprochen. Achte dabei bitte besonders auf die Regulation der **Enzymaktivität** und der **Transkription** sowie auf die **Transportvorgänge** und deren Unterschiede/Gemeinsamkeiten.

Übrigens ...
Wie so oft, ist auch hier Verstehen besser als Auswendiglernen. Deshalb solltest du versuchen, dir die eingefügten Tabellen von rechts nach links herzuleiten.

Glucosetransporter (GLUT). Bevor es jetzt gleich um die Insulinwirkungen im Gewebe geht, werden an dieser Stelle noch kurz die Glucosetransporter (GLUT) besprochen. Dabei

1 Biochemie der Hormone

handelt es sich um integrale Membranproteine mit mehreren Transmembrandomänen. GLUTs durchziehen die Plasmamembran und erleichtern damit **passiv** die **Diffusion** von Glucose entlang ihres Konzentrationsgefälles. Von den existierenden Isoformen solltest du dir folgende merken:

- Der am weitesten verbreitete **GLUT-1** befindet sich an Endothelzellen im ZNS und an den Erythrozyten. Dort sichert er die Versorgung des ZNS und der Erys mit ihrem Hauptbrennstoff Glucose.
- **GLUT-2** ist in den β-Zellen der Langerhans-Inseln, in der Leber und an der basolateralen Seite der intestinalen Schleimhautzellen lokalisiert. Was an ihm äußerst wichtig ist: **GLUT-2 ist insulinUNabhängig**. Die Gewebe, in denen er vorkommt, sind also aufgrund ihrer funktionellen Bedeutung in ihrem Glucosetransport **NICHT auf Insulin angewiesen**. GLUT-2 bewältigt nämlich den Glucosetransport in der Leber und im endokrinen Pankreas sowie die Diffusion der intestinal resorbierten Glucose ins Blut.
- Im Gegensatz dazu handelt es sich bei **GLUT-4 um einen insulinsensitiven Kanal**.

Das bedeutet, dass die Anzahl der GLUT-4s in der Zellmembran abhängig vom sezernierten Insulin ist. Insulin verursacht nämlich die **Translokation** (das Verlagern) von GLUT-4 aus intrazellulären Membranvesikeln in die Zellmembran. Sein Vorkommen beschränkt sich auf die **Muskulatur** und das **Fettgewebe**. Daher werden diese beiden Gewebe in ihrem Glucosetransport durch Insulin stimuliert.

Wirkungen auf die Leber. Die Leber ist der wichtigste Ort für die **Gluconeogenese** des menschlichen Körpers. Sie besitzt die Fähigkeit zur **Glykolyse** und kann darüber hinaus **Glykogen** synthetisieren und speichern. Damit wird sie ihrer Rolle als zentrales Stoffwechselorgan – in unserem Fall des Kohlenhydratstoffwechsels – gerecht und verdient eine genauere Betrachtung:

Die Insulinsekretion erfolgt bei hohem Blutzuckerspiegel (s. Abb. 15, S. 17). Unser Körper hat in dieser Situation also ein relatives Überangebot an Glucose. Das Insulin sorgt nun für eine adäquate Verwertung der Glucose. Zum einen wird durch Insulin die **Glykolyse beschleunigt** und es entstehen energiereiche Stoffwechselprodukte (ATP, NADH), die weiter

Wirkung auf Aktivität / Transkription	Wirkung auf Transportvorgänge	Fazit
Aktivierung/Induktion		
– Glucokinase		– Glykolyse ↑
– Phosphofructokinase		
– Pyruvatkinase		
– Glykogensynthase		– Glykogensynthese ↑
– Pyruvatdehydrogenase		– Fettsäuresynthese ↑
– Acetyl-CoA-Carboxylase		
Inaktivierung/Repression		
– Pyruvatcarboxylase		– Gluconeogenese ↓
– PEP-Carboxykinase		
– Fructose-1,6-bishosphatase		
– Glucose-6-phosphatase		
– Glykogenphosphorylase		– Glykogenolyse ↓
	Glucose kann durch GLUT-2 frei diffundieren!	– Glucosetransport ↔

Tab. 3: Insulinwirkung in der Leber

1.3.1 Insulin

verwendet werden können. Um keine Energie zu verschwenden, wird der entgegengesetzte Stoffwechselweg – die **Gluconeogenese** – gehemmt.

In Zeiten eines solchen Substratüberschusses ist es für den Körper weiterhin sehr sinnvoll, seine Speicher zu füllen. Das wichtigste Reservoir für Glucose ist Glykogen, weshalb die **Glykogensynthese** durch Insulin **beschleunigt wird**. Auch hier wird sinnvollerweise der konträre Stoffwechselweg – die **Glykogenolyse** – gehemmt. Da die Leber im Mittelpunkt des menschlichen Metabolismus steht und daher auch viele andere Substanzen verstoffwechselt, bleiben die Transportvorgänge über die Plasmamembran von Insulin unbeeinflusst. Ein so wichtiges Organ hat also eine Sonderrolle.

> **Übrigens ...**
> Tastest du dich nun von diesen prinzipiellen Gedanken weiter in Richtung Enzymbeeinflussung (in der Tabelle nach links), kannst du dir herleiten, welche Enzyme aktiver und welche inaktiver werden müssen. Damit erschließt du dir das – für die Physikumsfragen durchaus wichtige – (weil schon gefragte) – Wissen um die Insulinwirkung auf die Schlüsselenzyme der wichtigen Stoffwechselwege.

Kurz zu erwähnen sind hier noch die **Pyruvatdehydrogenase** und die **Acetyl-CoA-Carboxylase**. Am besten merkst du dir hier, dass die beiden durch Insulin aktiviert werden und die Substrate für die Fettsäurebiosynthese herstellen. Der Rest kommt dann beim Fettgewebe (s. Tab. 5, S. 22).

Wirkungen auf die Muskulatur. Die Muskulatur speichert fast zwei Drittel des gesamten Glykogens im menschlichen Organismus. Das ist eine beträchtliche Menge. Unter Insulineinfluss kann im Muskel daher bis zu 90 % des Glucoseumsatzes des Organismus stattfinden. Dort kann also viel Glucose „verschwinden". Die durch Insulin **stimulierte Glykogensynthese** ist damit ein wichtiger Mechanismus, den Blutzuckerspiegel zu senken und der Muskulatur ausreichend Substrat für die energieverbrauchende Kontraktion zu geben.

Eine andere Substratreserve für schlechte Zeiten sind die Aminosäuren. In Hungerphasen liefert die Muskulatur sie an die Leber, die die Aminosäuren in den Citratzyklus einschleust. Unter Insulineinfluss befinden wir uns allerdings in einer „satten Stoffwechsellage". Hier füllt die durch Insulin **angeregte Proteinbiosynthese** auch den Energiespeicher der Aminosäuren wieder auf.

Insulinabhängig werden deshalb für den Transport dieser Substrate ebenfalls gute Be-

Wirkung auf Aktivität / Transkription	Wirkung auf Transportvorgänge	Fazit
Aktivierung/Induktion – Hexokinase – Phosphofructokinase – Pyruvatkinase		– Glykolyse ↑
– Glykogensynthase		– Glykogensynthese ↑
– Aminosäuretransporter	– erleichterte Diffusion für Aminosäuren	– Proteinbiosynthese ↑
– GLUT-4	– Glucose – Galaktose – andere Zucker } erleichterte Diffusion	– Glucosetransport in Zelle ↑
Inaktivierung/Repression – Glykogenphosphorylase	–	– Glykogenolyse ↓

Tab. 4: Insulinwirkung Muskulatur

1 Biochemie der Hormone

dingungen geschaffen: Durch Induktion und **Translokation** von Transportproteinen in die Zellmembran – hier ist besonders **GLUT-4** für die Glucose sehr wichtig – wird die Diffusion von Glucose und Aminosäuren erleichtert.

Noch zu erwähnen ist, dass die **Glykolyse** auch in der Muskulatur durch Insulin **stimuliert** wird. Weiterhin wird die der Glykogensynthese entgegenstehende **Glykogenolyse inhibiert**, um Energieverschwendung zu vermeiden.

Wirkungen auf das Fettgewebe. Wenn man über die Insulinwirkungen nachdenkt, beschäftigt man sich primär mit den Effekten auf den Kohlenhydratstoffwechsel. Die Beeinflussung des Fettstoffwechsels ist – medizinisch gesehen – aber genauso wichtig.

> **Übrigens ...**
> Sollten wir einmal nicht genug Fettsäuren mit unserer westlichen Nahrung aufnehmen, ist Glucose der wichtigste Lieferant für das Kohlenstoffgerüst der Fettsäuren.

Werden neugebildete Fettsäuren mit einem Glycerol (Glycerin) verestert, entstehen Triacylglycerine, die größte Energiereserve im tierischen Organismus. Wie du vielleicht schon erahnst, kann Glucose auch hier im Fettgewebe effektiv verwertet werden. Gehen wir also wieder von einer guten Stoffwechsellage mit einem Überangebot an Glucose aus. Unsere Absicht ist es auch jetzt – mit Hilfe des Insulins – die Speicher randvoll zu machen. Dafür muss zuerst einmal die Lipolyse gehemmt werden. Lipolyse findet nämlich aufgrund der Beliebtheit der Fettsäuren als Brennstoff immer statt. Unter Insulineinfluss wird sie gehemmt, **Insulin** ist daher ein **antilipolytisches** Hormon.

Um nun Fettsäuren zu synthetisieren, **stimuliert** Insulin in der Leber und dem Fettgewebe die **Pyruvatdehydrogenase** und die **Acetyl-CoA-Carboxylase**, die aus Pyruvat Acetyl-CoA und schließlich Malonyl-CoA für die Fettsäuresynthese bilden. Ergänzt werden die synthetisierten Fettsäuren aus vorbeischwimmenden, hepatisch entstandenen VLDLs und Chylomikronen des Magen-Darm-Trakts. Diese Fettsäuren müssen allerdings zuerst mit Hilfe der Lipoproteinlipase aus den Lipoproteinen „befreit" und dann in die Fettzelle aufgenommen werden. Passenderweise wird die Lipoproteinlipase von **Insulin stimuliert** und erhöht damit die **Konzentration** an **Fettsäuren** in den Lipozyten.

Wirkung auf Aktivität/Transkription	Wirkung auf Transportvorgänge	Fazit
Aktivierung/Induktion		
– Hexokinase		
– Phosphofructokinase		– Glykolyse ↑
– Pyruvatkinase		
– Pyruvatdehydrogenase		
– Acetyl-CoA-Carboxylase		– Fettsäuresynthese ↑
– Fettsäuresynthase		
– Lipoproteinlipase		– Fettsäuren aus VLDL in Lipozyt ↑
– GLUT 4	– erleichterte Diffusion für Glucose	– Glucosetransport in Zelle ↑
Inaktivierung/Repression		
– lipolytische Enzyme TG-Lipase		– Lipolyse ↓

Tab. 5: Insulinwirkung im Fettgewebe

Letztendlich wird durch den Anstieg der Konzentration an freien Fettsäuren in der Fettzelle die Triacylglycerinsynthese gesteigert und die Fettsäuren gehen so in ihre Speicherform über. Neben der **Glykolyse** – die auch **aktiviert** wird – spielt beim Abbau der Hexosen im Fettgewebe noch der **Pentosephosphatweg** eine große Rolle. Durch die Glucose-6-phosphat-Dehydrogenase entsteht nämlich das für die Fettsäureresynthese als Coenzym benötigte NADPH/H$^+$. Beschleunigt wird der **Pentosephosphatweg** auch durch den **vermehrten Einstrom** der **Glucose** durch die **GLUT-4s** und dem damit vermehrten Substratangebot.

> **Übrigens ...**
> Die **Lipoproteinlipase** ist ein Enzym, das von **Insulin stimuliert** wird. Obwohl der Name sehr nach Lipolyse klingt, **steigert** sie die **Konzentration** an **Fettsäuren** in den Lipozyten.

So, das waren also die Wirkungen des Insulins nach Geweben aufgedröselt. Ich denke, im Zusammenhang gesehen zwar komplex, aber doch durchaus eine logische Geschichte, oder? Protestbriefe bitte per E-Mail an mich ... Nicht vergessen darf man eine Eigenschaft, die Insulin benutzt, um Glukagon und den Katecholaminen als würdiger Antagonist entgegenzustehen. Es **aktiviert eine Phosphodiesterase**, diese spaltet cAMP in 5'-AMP und inaktiviert es damit. Da cAMP den intrazellulären Second messenger für Glukagon und ß-adrenerge Rezeptoren darstellt, wird dadurch die Glukagon- und Katecholaminwirkung auf die Zellen erheblich abgeschwächt. Es handelt sich dabei also um einen effektiven Mechanismus, dem Glukagon und den Katecholaminen ihren Einfluss auf den Zuckerstoffwechsel über eine gewisse Zeit zu nehmen.

> **Übrigens ...**
> Nicht nur zur Behandlung von hyperkaliämen Patienten auf Intensivstation, sondern auch für die Prüfung ist wichtig zu wissen: Insulin stimuliert indirekt und Glucose **UN**abhängig die Na$^+$/K$^+$-ATPase und damit eine vermehrte Aufnahme von Kalium in die Zellen (z. B. Skelettmuskelzellen). Dadurch kann der Plasma-Kaliumspiegel vorübergehend gesenkt werden.

Merke!

- Insulin schafft die Glucose in die Zelle und verwertet sie sinnvoll.
- Unter Insulineinfluss versucht der Körper, seine Speicher (Glykogen, Fette und Proteine) zu füllen. Dies geschieht durch die Beschleunigung anaboler Stoffwechselvorgänge wie Glykogen-, Fett- und Proteinsynthese und Verlangsamung der gegenläufigen Prozesse, wie z. B. der Lipolyse. Damit ist Insulin also ein anaboles Hormon.
- Durch verstärkte Expression von GLUT-4 (NICHT GLUT-2) in Fett- und Muskelzellen wird der Transport von Glucose über die Zellmembran in diesen Zellen erleichtert.
- Insulin stimuliert die Glykolyse, die energiereiche Substrate zur Verfügung stellt.
- Unter Insulinwirkung sinkt die Konzentration von Glucose und freien Fettsäuren im Blut.
- Insulin senkt durch die Aktivierung einer Phosphodiesterase den cAMP-Spiegel in den insulinsensitiven Zellen und ist damit ein direkter Antagonist des Glukagons.

1.3.2 Glukagon

Glukagon ist der Gegenspieler des Insulins. In Zeiten ohne Nahrungsaufnahme (Hungerzustand) sichert es unserem Organismus die adäquate Versorgung mit Glucose und freien Fettsäuren.

1 Biochemie der Hormone

Struktur und Synthese

Auch Glukagon ist – wie Insulin – ein Peptidhormon. Es besitzt allerdings keine Disulfidbrücken und besteht auch nicht aus mehreren Ketten. Durch limitierte Proteolyse des **Präproglukagons** (größeres Vorläufermolekül) entsteht das fertige Glukagon mit 29 Aminosäuren in den α-Zellen des endokrinen Pankreas.

Neben dem Glukagon können bei Proteolyse auch Glukagon Like Peptides (GLP) entstehen. Diese Peptide werden bevorzugt in der intestinalen Mucosa gebildet und stimulieren die Insulinsekretion, um eingehende, kohlenhydratreiche Nahrung zu melden.

In den Langerhans-Inseln wird aus Präproglukagon hauptsächlich Glukagon gebildet. Die Sekretion erfolgt **nach Abfall der Glucosekonzentration** im Blut, also im Hungerzustand. Hier gibt es eine neuerdings gern gefragte Ausnahme. Nimmt man eine proteinreiche Mahlzeit zu sich, wird dadurch die Glukagon- und die Insulinsekretion stimuliert. Die freigesetzten Aminosäuren führen zu einer vermehrten Insulinfreisetzung (s. Tab. 2, S. 18). Um eine Unterzuckerung von Anfang an zu verhindern, wird deshalb bei proteinreicher Nahrung zusätzlich Glukagon ausgeschüttet.

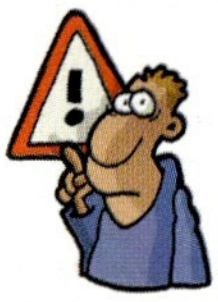

Merke!

- Glukagon wird in den α-Zellen des endokrinen Pankreas (Langerhans-Inseln) synthetisiert.
- Glukagon ist ein Proteohormon aus 29 Aminosäuren.
- Glukagon ist einkettig und besitzt KEINE Disulfidbrücken.

– Ein Abfall der Glucosekonzentration im Blut führt zur Glukagonsekretion.

Glukagonrezeptor

Der Glukagonrezeptor ist ein G_s-**Protein-assoziierter Rezeptor**. Er erhöht die Aktivität der **Adenylatcyclase** und damit den intrazellulären Spiegel von cAMP.
Erinnerst du dich an Kapitel 1.2.2, S. 4, bedeutet das: Die **Glukagonwirkung wird durch PK-A vermittelte Phosphorylierung aufrecht erhalten**, da die PK A in der Lage ist, Proteine zu phosphorylieren und damit ihre Aktivität zu beeinflussen.

Wirkungen des Glukagons

STOP! Hier ist jetzt höchste Konzentration gefordert. Dieses Kapitel umfasst äußerst wichtige Prüfungsthemen. Leider ist es auch etwas kompliziert. Aber keine Angst, auch das wirst du sicherlich noch stemmen …

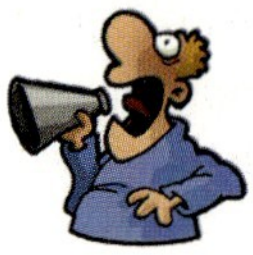

Glukagon wirkt vor allem auf die **Leber**, aber auch auf das **Fettgewebe**. An beiden Geweben wirkt Glukagon **insulinantagonistisch**.

Merke!

Gluk**A**gon wirkt über die PK **A** und damit über eine Erhöhung des cAMP-Spiegels, Insulin hingegen aktiviert eine Phosphodiesterase, die cAMP deaktiviert.

Auch hier solltest du die Tab. 6, S. 25 nicht einfach auf dich wirken lassen, sondern dir lo-

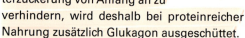

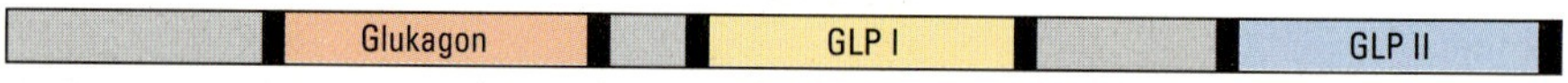

Abb. 19: Präproglukagon und seine Produkte

1.3.2 Glukagon

gisch erschließen, was dahinter steckt. In der Spalte „Interkonversion" sind die wichtigsten Glukagonwirkungen noch einmal hervorgehoben, da die **Interkonversion** im Zusammenhang mit den **Glukagonwirkungen** ein sehr beliebtes Prüfungsthema ist.

Stellen wir uns also vor, wir befänden uns im Zustand des Substratmangels (Glucosemangel/Hungerzustand). Benötigt wird jetzt eine schnelle Reaktion auf die fehlende „Zellnahrung".

Am Glukagon-Hauptwirkort **Leber** (zentrale Rolle im Stoffwechsel, s. Tab. 3, S. 20) muss in dieser Situation Glucose mobilisiert werden. Der effektivste Weg ist, die angelegten Glykogenspeicher zu leeren, also die **Glykogenolyse zu aktivieren**, indem die Aktivität der **Glykogenphosphorylase** durch Interkonversion gesteigert wird.

Daneben hat die Leber noch eine weitere Möglichkeit, den Zuckerspiegel anzuheben. Sie synthetisiert Glucose aus Glycerin, Lactat, Pyruvat oder glucogenen Aminosäuren, d. h. sie betreibt **Gluconeogenese**. Dafür **beschleunigt Glukagon** die Reaktionen der Gluconeogenese, welche die nicht reversiblen Schritte der Glykolyse überbrücken, und ermöglicht so die effektive Neusynthese von Glucose.

Natürlich werden auch hier die entgegengesetzten Stoffwechselvorgänge gehemmt. Ein sehr eindrucksvoller Mechanismus zeigt sich bei der Interkonversion des „zweigesichtigen" Enzyms **Fructose-6-phosphat-2-kinase/Fructose-2,6-bisphosphatase**. Dieses Enzym ist in der phosphorylierten Form als Phosphatase aktiv, in der dephosphorylierten als Kinase. Bedenkt man jetzt, dass die Phosphorylierung cAMP-abhängig über eine PK A ist und Glukagon den cAMP-Spiegel anhebt, liegt das Gleichgewicht unter Glukagoneinfluss deutlich auf Seiten der Phosphatase. Das ist auch sehr sinnvoll, denn die Fructose-2,6-bisphosphatase hat die Eigenschaft, Fructose-2,6-bisphosphat abzubauen. Fructose-2,6-bisphosphat wiederum ist einer der bekanntesten und effektivsten allosterischen Aktivatoren der Phosphofructokinase, dem Schrittmacherenzym der Glykolyse. **Der Abbau von Fru-2,6-bisphosphat hemmt somit die Glykolyse.**

Gewebe	Wirkung auf Transkription	Wirkung auf Interkonversion	Fazit
Leber		**Aktivierung** – Glykogenphosphorylase	– Glykogenolyse ↑
	Induktion – Glucose-6-phosphatase – Fructose-1,6-bisphosphatase – PEP-Carboxykinase – Pyruvatcarboxylase		– Gluconeogenese ↑
		Aktivierung – Fructose-2,6-bisphosphatase	– Glykolyse ↓
		Inaktivierung – Glykogensynthase	– Glykogensynthese ↓
	Repression – Glucokinase – Phosphofructokinase – Pyruvatkinase		– Glykolyse ↓
Fettgewebe		**Aktivierung** – Triglyceridlipase	– Lipolyse ↑

Tab. 6: Glukagonwirkungen

1 Biochemie der Hormone

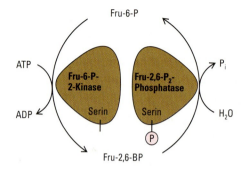

Abb. 20: Fructose-2,6-bisphosphatase

medi-learn.de/6-bc5-20

Auch die Glykogensynthese wird durch Glukagon gehemmt.

Die Regulation des Glykogenstoffwechsels bedarf allerdings einer besonders intensiven Widmung:
- Schrittmacherenzym der **Glykogenolyse** ist die **Glykogenphosphorylase**.
- Schrittmacherenzym der **Glykogensynthese** ist die **Glykogensynthase**.

Beide Enzyme können in ihrer Aktivität beeinflusst werden. Beginnen wir mit der Glykogenphosphorylase. Als Eselsbrücke solltest du hier die Zahl 2 im Hinterkopf haben. Denn:
- Die Glykogenphosphorylase hat 2 Untereinheiten (nur peripher wichtig).
- Von der Glykogenphosphorylase existieren 2 Formen (sehr wichtig): die **Phosphorylase a** (die **a**ktive Form) und die **Phosphorylase b** (die weniger aktive Form).
- Die Geschwindigkeit der Phosphorylase kann durch 2 Wege beeinflusst werden: durch **Interkonversion** und **allosterisch**. Beide Wege bestechen durch ihre schnellen Regulationszeiten (in Sekundenschnelle).

Was passiert nun bei der Interkonversion (Phosphorylierung durch die PK A unter ATP-Verbrauch)? Die (Glykogen)Phosphorylase b kann mit Hilfe einer Phosphorylase-Kinase in die Phosphorylase a überführt werden und das geht so: Die **Phosphorylase-Kinase** wird durch die PK A phosphoryliert und damit aktiviert. Die aktive Phosphorylase-Kinase (der Name deutet schon auf ihre Funktion hin) phosphoryliert dann die Glykogenphosphorylase b und überführt sie damit in die aktivere a-Form.

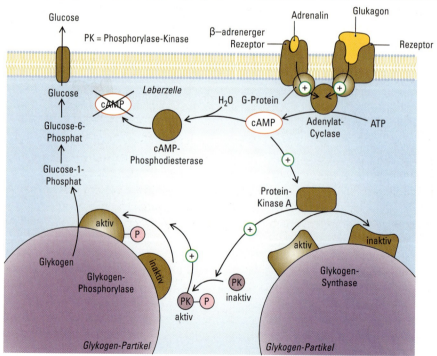

Abb. 21: Glykogenregulation

medi-learn.de/6-bc5-21

1.3.2 Glukagon

Ganz schön viele gleich klingende Wörter, was? Lass dich aber nicht verwirren, sondern versuch vielmehr, dir Folgendes klar zu machen:

> **Merke!**
>
> Die **Phosphorylase**-Kinase aktiviert die **Phosphorylase** durch **Phosphorylierung**. Vorher muss sie allerdings selbst aktiviert werden, durch Phosphorylierung über die PK A.

Allosterische Beeinflussung bedeutet in diesem Fall, dass die Bindung von **AMP außerhalb des aktiven Zentrums** der Phosphorylase zur Änderung der b-Form in die a-Form führt. Vermehrt vorhandenes **intrazelluläres AMP** führt daher zu einer **beschleunigten Glykogenolyse** (hauptsächlich in der Muskulatur).

Im Gegensatz zum eben besprochenen Abbau macht es uns die Glykogensynthese dankbarerweise einfach. Die **Glykogensynthase** wird nämlich durch die PK A **inaktiviert**. Ihre Phosphorylierung führt somit zu einer verringerten Glykogensynthese.

Auch in den **Muskelzellen** muss die Aktivität der Glykogenphosphorylase reguliert werden, denn auch die Muskulatur kann Glykogen speichern. Allerdings speichert der Muskel den Zucker NUR für sich und nicht für den Rest des Körpers (Grund = fehlende Glucose-6-phosphatase-Aktivität). **Glukagon wirkt daher auch nicht auf den Muskelstoffwechsel** (Muskelzellen haben keine Glukagonrezeptoren). Die Aktivität der Glykogenphosphorylase und Glykogensynthase wird hier u.a. durch β_1-**Rezeptoren** beeinflusst (s. Tab. 7, S. 30). Hinzu kommt jedoch noch ein anderer Regulationsmechanismus:

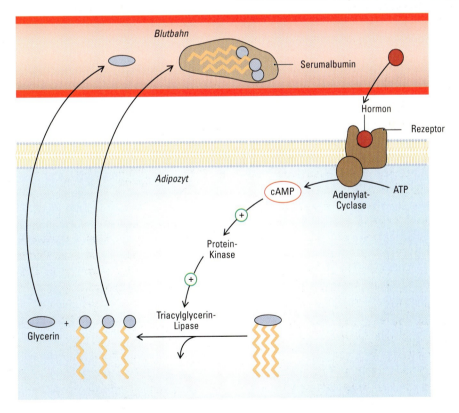

Abb. 22: Regulation der Lipase

1 Biochemie der Hormone

Der Energieverbrauch – und damit der Bedarf an Glucose – ist in der Muskulatur während der Belastung (Kontraktion durch **Ca^{2+}-Einstrom**) am höchsten. Deshalb wird die Glykogenolyse im Muskel durch Ca^{2+}-Ionen aktiviert. Die Ca^{2+}-Bindung an **Calmodulin** – einem Calciumrezeptor – verursacht nämlich eine vermehrte Aktivität der Glykogen-Phosphorylase-Kinase.

Merke!

- Muskulatur hat keine Glukagonrezeptoren, allerdings können auch β-adrenerge Rezeptoren die Adenylatcyclase aktivieren.
- Calmodulin aktiviert die Glykogen-Phosphorylase-Kinase.
- In den Muskeln ist die allosterische Beeinflussung der Phosphorylase durch AMP wesentlich wichtiger als in der Leber: Unter Kontraktion fällt vermehrt AMP an, und die vermehrte Glykogenolyse setzt neue Energie frei.

Die Wirkung des Glukagons im **Fettgewebe** beschränkt sich hauptsächlich auf eine verstärkte Lipolyse. Durch PK A-abhängige Phosphorylierung wird die hormonsensitive Triacylglycerinlipase aktiviert. Daraufhin werden die Fette in Fettsäuren und Glycerin gespalten und freigesetzt. Die freien Fettsäuren dienen als Brennstoff, z. B. für die Muskulatur, während das Glycerin zur hepatischen Gluconeogenese verwendet wird.

Merke!

- Glukagon ist ein **Gegenspieler des Insulins**.
- Durch Aktivierung der Glykogenolyse und Gluconeogenese sowie Hemmung der Glykolyse in der Leber wird der **Blutglucosespiegel wieder angehoben**.
- Durch die angeregte Lipolyse werden vermehrt freie Fettsäuren und Glycerin freigesetzt.

– Der Glukagonrezeptor (G$_s$) aktiviert die Adenylatcyclase. Der damit verbundene cAMP-Anstieg ist ein häufiger Glukagon-Mechanismus zur Regulation von Enzymaktivitäten, da cAMP zur Aktivierung der PK A führt und daraufhin Schlüsselenzyme wie z. B. die Glykogenphosphorylase, die Glykogensynthase und die Triacylglycerinlipase phosphoryliert werden.

Übrigens ...

Kleine Eselsbrücke: Im **Hungerzustand** (viel Glukagon im Blut) sind die gerade besprochenen Enzyme der schnellen Stoffwechselregulation **immer phosphoryliert**! Taucht also die Frage auf: „Ist dieses Enzym in phosphorylierter Form aktiv oder inaktiv?", dann überleg dir einfach: Erhöht das Hormon den Plasmaspiegel an Glucose/Fettsäuren, also hilft es gegen Hunger? Wenn ja, ist es in phosphorylierter Form **aktiv**!

1.3.3 Katecholamine

Die Katecholamine haben ihren Namen vom Katechol (s. Abb. 23, S. 29), denn diese Verbindung bildet das zyklische Grundgerüst von Adrenalin, Noradrenalin und Dopamin. Sie sind alle **Aminosäurederivate** und werden aus **Phenylalanin** oder **Tyrosin** gebildet. Funktionell handelt es sich bei den Katecholaminen um „Notfallhormone". Wenn sie ausgeschüttet werden, geht es dem Körper darum, wegzulaufen oder zu kämpfen.

Struktur und Synthese

Strukturell leiten sich die Katecholamine von den Aminosäuren ab. Synthetisiert werden sie in den **sympathischen Nervenendigungen** (v. a. Noradrenalin) und im **Nebennierenmark** (v. a. Adrenalin, das einen Syntheseschritt mehr benötigt). Der Sekretionsreiz für die Katecholamine ist nerval, sowohl in den

1.3.3 Katecholamine

Nervenendigungen als auch im Nebennierenmark (Freisetzung von Acetylcholin aus Synapse des vorherigen Neurons).

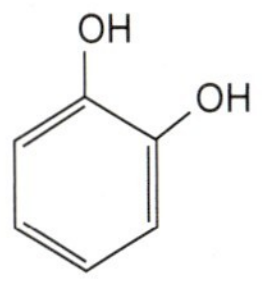

Abb. 23: Strukturformel: Katechol
(1,2-Dihydroxybenzol)

medi-learn.de/6-bc5-23

Da im Physikum ein Schwerpunkt auf dem Syntheseweg von Adrenalin und Noradrenalin liegt, stellen wir dir ihn einmal genauer vor (s. Abb. 24, S. 29).

Der Start erfolgt mit **Phenylalanin**, das hydroxyliert und damit zu **Tyrosin** wird. Durch nochmaliges Hydroxylieren am Ringsystem entsteht aus Tyrosin **D**ihydr**o**xy**p**henyl**a**lanin oder kurz: **DOPA**. Hier erkennt man schon das Katechol-Grundgerüst. Beide Hydroxylierungen sind Tetrahydrobiopterin-abhängig. Durch Decarboxylierung wird dann DOPA zum **biogenen Amin Dopamin** umgewandelt. Das Enzym, welches die Decarboxylierung katalysiert, ist Pyridoxalphosphat-abhängig, und **Dopamin** die erste wirksame Form der Katecholamine. Es hat wichtige Funktionen als Neurotransmitter im ZNS. Durch erneute Einführung einer Hydroxylgruppe – jetzt am β-C-Atom der Seitenkette – wird aus Dopamin **Noradrenalin**. Hierfür muss Vit. C (Ascorbinsäure) anwesend sein.

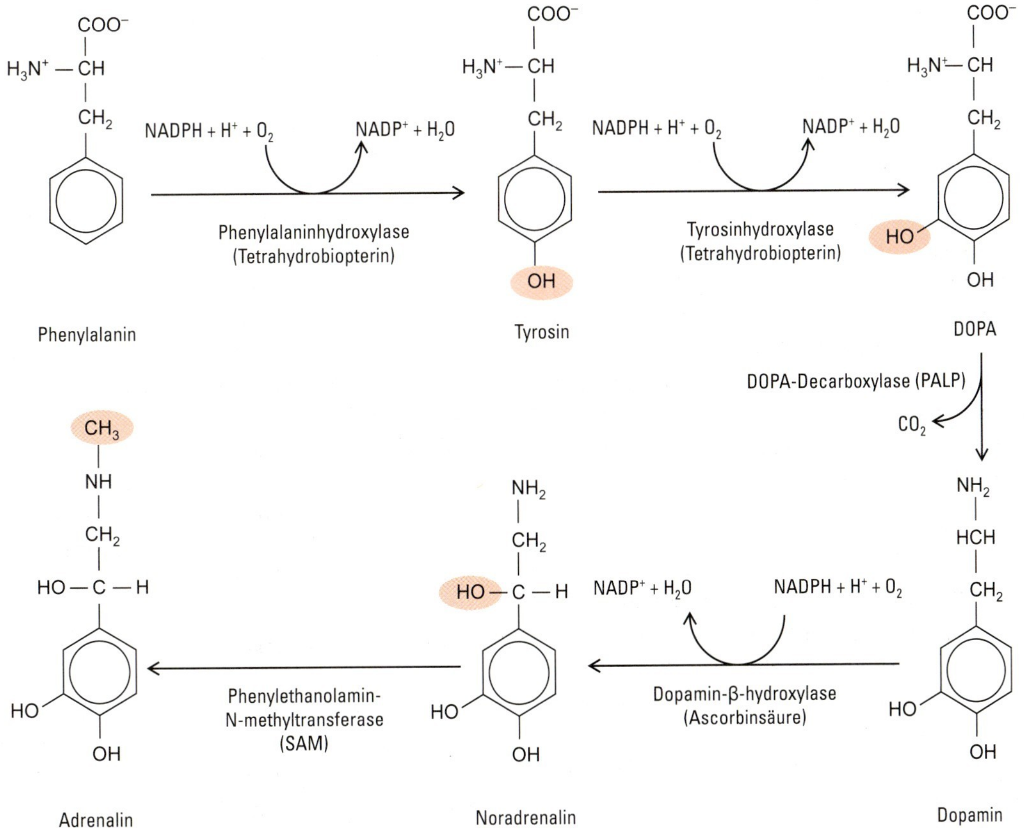

Abb. 24: Katecholaminbiosynthese

medi-learn.de/6-bc5-24

1 Biochemie der Hormone

Der letzte Schritt, der schließlich zum **Adrenalin** führt, ist das **Anheften einer Methylgruppe** mithilfe des Donators **SAM** (S-Adenosyl-Methionin). Die fertigen Katecholamine werden in **Vesikeln** gespeichert und bei körperlicher oder psychischer Belastung ausgeschüttet.

> **Übrigens ...**
> Durch Glucocorticoide wie Cortisol wird die Katecholaminbiosynthese gefördert (s. Wirkungen des Cortisols, S. 47).

> **Merke!**
> Die Katecholamine sind Derivate der Aminosäure Phenylalanin oder Tyrosin. Im Laufe der Synthese entstehen als aktive Formen erst die Transmitter Dopamin, dann Noradrenalin und letztendlich das Hormon Adrenalin.

Wirkungen der Katecholamine

Ein allgemeiner Grundsatz, der bei den Katecholaminen im Besonderen gilt, findet sich im folgenden „Merke!":

> **Merke!**
> Die Wirkung auf die Zelle hängt nicht vom bindenden Hormon ab, sondern von der Art des Rezeptors, der vom Hormon aktiviert wird.

Beispielsweise können Adrenalin und Noradrenalin an einer Zelle die gleichen Vorgänge auslösen, wenn sie denselben Rezeptor benutzen. Andererseits kann Adrenalin auf zwei Zellen zwei vollkommen entgegengesetzte Wirkungen ausüben, wenn es an unterschiedliche Rezeptoren bindet. Es kommt also immer darauf an, welcher Rezeptor benutzt wird.

Im Fall der Katecholamine gibt es vier bis fünf wichtige **adrenerge** (Adrenalin- o. Noradrenalin-bindende) Rezeptoren. Sie alle gehören in die Gruppe der **G-Protein gekoppelten Rezeptoren**. Grundsätzlich unterscheidet man dabei zwischen **α- und β-Rezeptoren**. Diese beiden Klassen kann man dann noch weiter unterteilen in α_1, α_2, β_1, β_2 und β_3. Der β_3-Rezeptor findet sich allerdings hauptsächlich auf dem (kaum vorhandenen) braunen Fettgewebe und wird deshalb hier nur am Rande erwähnt. Wie aus Tab. 7, S. 30 zu entnehmen ist, verfügen die adrenergen Rezeptoren über unterschiedliche Wirkmechanismen. Während die β-Rezeptoren

Rezeptor	α1	α2	β1	β2
Second messsenger	$G_q \to IP_3$, DAG ↑ → Ca^{2+} ↑	$G_i \to cAMP$ ↓	$G_s \to cAMP$ ↑	$G_s \to cAMP$ ↑
Wirkung	Kontraktion glatter Muskeln (z. B. in peripheren Gefäßen wie der Haut) Schweißsekretion	Lipolyse ↓ Hemmung der Insulinsekretion	Kontraktionskraft des Herzens ↑ Herzfrequenz ↑ Glykogenolyse ↑ Gluconeogenese ↑ Reninausschüttung in der Niere ↑	Vasodilatation im Skelett- und Herzmuskel Bronchodilatation Lipolyse ↑

Tab. 7: Adrenerge Rezeptoren

1.3.3 Katecholamine

den cAMP-Spiegel der Zelle steigern (da solltest du gleich an Glukagon denken, s. 1.3.2, S. 23), senken ihn die α$_2$-Rezeptoren. Der α$_1$-Rezeptor wirkt dagegen ganz anders: Dieser Rezeptor benutzt den IP$_3$-Weg (G$_q$, s. Abb. 9, S. 9).
Nun kann man sich leicht vorstellen, dass dies zu unterschiedlichen und zum Teil sogar gegensätzlichen zellulären Wirkungen führt. Der Vorteil dieser Rezeptorvielfalt scheint in den ungeheuer vielen Reaktionsmöglichkeiten zu liegen. Katecholamine haben sowohl physiologische als auch metabolische Effekte. Bei den physiologischen Effekten stehen die **positiv chronotropen** und **inotropen** Effekte auf das Herz, die periphere **Vasokonstriktion**, verbunden mit einer **Vasodilatation** in den momentan wichtigen Geweben (Herz, Muskulatur) und die **Bronchodilatation** im Vordergrund.

Alle diese Wirkungen führen zu einer Leistungsmobilisation (fürs Weglaufen oder Kämpfen), was als **ergotrope Wirkung** bezeichnet wird. Dabei wird viel Energie verbraucht, weshalb es zu den metabolischen Leistungen der Katecholamine gehört, vermehrt Stoffwechselprodukte bereitzustellen.
Was das betrifft, schlagen sie mit Glukagon in eine Kerbe, denn die β-Rezeptoren wirken synergistisch mit Glukagon auf die Leber und das Fettgewebe, indem sie die **Glykogenolyse, Gluconeogenese und die Lipolyse beschleunigen**. Gleichzeitig wird die Insulinsekretion per α$_2$-Rezeptoren gehemmt. β$_1$-adrenerge Rezeptoren auf Muskeln steigern auch dort die Glykogenolyse.
Manch einer mag jetzt darüber stolpern, dass α$_2$-Rezeptoren auch die Lipolyse hemmen, was dem gerade Gesagten widerspricht. Dazu muss man wissen, dass diese Rezeptoren stark auf gynoiden Fettzellen exprimiert sind. Damit schützen sie die weiblichen Prädilektionsstellen (dort, wo jede Frau Fett haben sollte) vor lipolytischem Abbau. Damit bleibt der schöne Anblick und dem eventuellen kommenden Baby die Energiereserve erhalten.

Übrigens …
Heutzutage werden Katecholamine auf jeder Intensivstation therapeutisch eingesetzt. Durch ihre vasokonstriktorischen und positiv inotropen Wirkungen sind sie vor allem bei der akuten Kreislaufinsuffizienz (Schock) indiziert.

Abbau der Katecholamine

Adrenalin und Noradrenalin werden durch eine Kombination aus **Oxidation** und **Methylierung** abgebaut. Dabei entsteht am Ende die **Vanillinmandelsäure** (VMS), die im Harn ausgeschieden wird.
Ein Merkspruch zum Abbau der Katecholamine lautet:

> **Merke!**
>
> Kommt Sam zu Mao? Für: COMT, SAM und MAO.

Denn eingeleitet wird der **extraneuronale** Abbau durch die **COMT** (Katechol-O-Methyl-Transferase). Sie fügt eine Methylgruppe an eine der Hydroxylgruppen des Ringsystems an (Methylgruppendonator = SAM). So entstehen Metanephrin und Normetanephrin. Danach erfolgt die oxidative Desaminierung durch die **MAO** (Monoaminoxidase), bei der aus der Aminogruppe ein Aldehyd wird. Durch eine letzte Oxidation entsteht dann die VMS (s. Abb. 25, S. 32).

Übrigens …
Vanillinmandelsäure kann im 24-Stunden-Urin bestimmt werden. Anhand dieses Messwertes lässt sich der tägliche Katecholamin-Umsatz im Plasma abschätzen, was die aufwendige direkte Messung von Adrenalin und Noradrenalin erspart.

1 Biochemie der Hormone

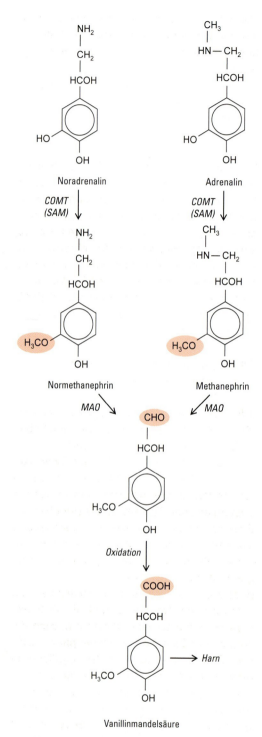

Abb. 25: Abbau der Katecholamine

medi-learn.de/6-bc5-25

> **Merke!**
> - Katecholamine sind die „Notfall-Hormone" des Körpers.
>   • Physiologisch erhöhen sie unter anderem die Leistungsfähigkeit des Herzens, verbessern die Ventilation der Lunge und fördern die Durchblutung der Skelettmuskulatur.
>   • Metabolisch mobilisieren sie die vermehrt benötigten Stoffwechselprodukte, wie Glucose und freie Fettsäuren.
>   Damit bereiten sie uns bei Bedarf aufs „Weglaufen oder Kämpfen" vor.
> - Die Katecholamine werden zu Vanillinmandelsäure abgebaut und so im Harn ausgeschieden.

1.3.4 Pathobiochemie der schnellen Stoffwechselregulation

Natürlich kann bei der schnellen Stoffwechselregulation durch Insulin, Glukagon und die Katecholamine auch etwas schief laufen. Hier werfen wir einmal einen Blick auf die Pathobiochemie, um bei all der Theorie den klinischen Bezug nicht ganz zu verlieren.

Diabetes mellitus

Der **Diabetes mellitus** ist die häufigste endokrine Störung der Welt. Es handelt sich dabei um eine Glucosestoffwechselstörung mit relativem oder absolutem Insulinmangel:
- **absoluter Insulinmangel (Typ I)**: Die Inselzellen sind nicht mehr in der Lage, Insulin herzustellen. Dabei handelt es sich oft um eine Autoimmunerkrankung, bei der Antikörper gegen die β-Zellen oder Insulin selbst gebildet werden. Diese Erkrankung tritt häufig bei jungen Menschen auf.
- **relativer Insulinmangel (Typ II)**: Bei dieser Form ist die Insulinproduktion meist noch vollkommen in Ordnung, manchmal sogar

erhöht. Durch eine periphere Insulinresistenz wirkt das Insulin aber nicht mehr ausreichend. Hier ist anscheinend die Interaktion zwischen Insulin und seinem Rezeptor gestört. Typ II-Diabetes ist eine Erkrankung der älteren Bevölkerung; prädisponierende Faktoren sind z. B. Adipositas.

Um die Prozesse beim Diabetes mellitus besser zu verstehen, sollte man sich vorstellen, der Körper produziere plötzlich kein Insulin mehr. Was würde dann passieren/passiert beim Diabetes wirklich?

1. Durch den verminderten Einbau von GLUT-4 ist der **Glucosetransport** in die Muskel- und Fettzellen **gestört**. Den Zellen fehlen daher diese Substrate, obwohl die Konzentration von Glucose im Blut immer weiter ansteigt.
2. Als Folge versuchen Fett- und Muskelzellen, irgendwie an andere Energiequellen zu gelangen. Darin werden sie von einer erhöhten Glukagonwirkung bestärkt, denn produziertes cAMP wird nicht mehr durch die insulinaktivierte Phosphodiesterase abgebaut.
3. In den Fettzellen führt dies zu einer **erhöhten Lipolyse** mit Anstieg der freien Fettsäuren im Blut. Diese werden vor allem der hepatischen β-Oxidation zugeführt, deren Endprodukt **Acetyl-CoA** ist.
4. Das vermehrt bereitgestellte Acetyl-CoA führt letztlich zu einer **massiven Überproduktion** von **Ketonkörpern**, die ins Blut und in den Urin gelangen.
5. Da Glukagon durch die fehlende Insulinwirkung die Oberhand behält, sind **Glykogenolyse** und **Gluconeogenese aktiviert**, **Glykogensynthese** und **Glykolyse** dagegen gehemmt, und der Blutzuckerspiegel steigt weiter.
6. In der Muskulatur ist die **Proteolyse gesteigert**, wodurch der Körper in eine katabole Stoffwechsellage gerät.
7. Durch den Anstieg der sauren Ketonkörper und der osmotisch aktiven Glucose im Blut kommt es zu einer **Ketoacidose** und **Dehydratation** mit vermehrter Diurese. All das endet schließlich im Coma diabeticum, einem lebensbedrohlichen Zustand.

Meist ist der Insulinmangel allerdings nicht so massiv, wie gerade geschildert. Deshalb stehen beim Diabetes mellitus eher langfristige Schäden im Vordergrund:
- Katarakt (Grauer Star),
- Nephropathien,
- Neuropathien und
- Angiopathien.

Durch den ständig erhöhten Blutzuckerspiegel kommt es vermehrt zur **nicht**enzymatischen Reaktion zwischen Proteinen und Glucose. Diese nicht-reversible Reaktion findet auch am Hämoglobin statt. Dabei entsteht **HbA1c**, ein glykiertes Hämoglobin. Die Messung dieses Parameters liefert einen Wert für die Blutzuckerkonzentration der letzten 3 – 4 Monate. Dies ist eine wichtige Kontrollmöglichkeit für die richtige Einstellung/Behandlung eines Diabetes mellitus.

1.4 Hypothalamus-Hypophysen gesteuerte Hormone

Alle Hormone, die über den Hypothalamus und die Hypophyse gesteuert werden, haben einige Grundprinzipien gemeinsam:
Der Hypothalamus ist ein Teil des Zwischenhirns. Er erhält Informationen aus vielen Teilen des ZNS, z. B. vom Kortex, dem limbischen System und dem Thalamus. Alle eingehenden Einflüsse werden miteinander verrechnet und als hormonelles Signal an die Adenohypophyse (Hypophysenvorderlappen) weitergegeben (Liberine, Statine).
Der Hypophysenvorderlappen stellt daraufhin entsprechende Tropine her und gibt sie in das periphere Blut ab. Über dieses erreichen die Tropine ihre Zielzellen in den peripheren Drüsen. Dort wird letztendlich das regulierende Hormon produziert. Durch einen kurzen und einen langen Feedback-Weg wissen die Hypophyse und der Hypothalamus immer über die Hormonkonzentration im Blut Bescheid und hemmen durch verringerte Tropinproduktion sowie Anpassung der Statine und Liberine die periphere Hormonproduktion.

1 Biochemie der Hormone

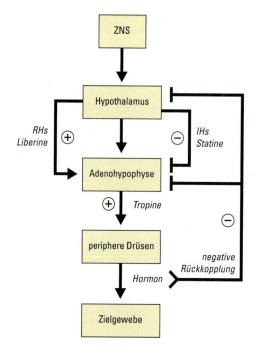

Abb. 26: Hypothalamus-Hypophysen-Achse

medi-learn.de/6-bc5-26

1.4.1 Hypothalamus-Hypophysen-Schilddrüsen-Achse

Die schmetterlingsförmige Schilddrüse synthetisiert unter der Regulation der Hypophyse die Schilddrüsenhormone. Diese sind immens wichtig, Störungen innerhalb dieses Systems ein weites Beschäftigungsfeld der Endokrinologen.

Struktur und Synthese

Liberin (RH)	Statin (IH)	Tropin	Hormone
– TRH	– Somatostatin	– TSH	– Thyroxin (T_4) – T_3

Tab. 8: Schilddrüse

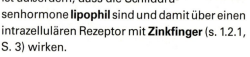

Abb. 27: T_3 und T_4 — unterscheiden sich nur in einem Jodrest

medi-learn.de/6-bc5-27

Durch das hypothalamische Tripeptid TRH (TSH-releasing Hormon) wird die Synthese von Thyroidea-stimulierendem Hormon (TSH) in der Hypophyse beschleunigt, Somatostatin hemmt diesen Prozess. Unter dem Einfluss von TSH wird in der Schilddrüse die Jodidaufnahme und der Entstehungsvorgang von **Thyroxin** (T_4) und T_3 (Trijodthyronin) – den peripher wirksamen Hormonen – reguliert.

T_4 und T_3 sind **Aminosäurederivate**, die vom **Tyrosin** abstammen. Abb. 27, S. 34 zeigt, dass bei der Synthese quasi ein Tyrosin auf ein anderes gesteckt wird. Dabei entsteht allerdings KEINE Peptidbindung, sondern eine Etherbindung.
Ein Fakt, den du dir gut fürs Schriftliche merken solltest. Ganz wichtig ist außerdem, dass die Schilddrüsenhormone **lipophil** sind und damit über einen intrazellulären Rezeptor mit **Zinkfinger** (s. 1.2.1, S. 3) wirken.

Die Synthese der Schilddrüsenhormone ist eine kleine Besonderheit. Dabei wird sehr viel Energie verbraucht. Der Vorteil dieser etwas umständlichen Methode ist vermutlich, dass

1.4.1 Hypothalamus-Hypophysen-Schilddrüsen-Achse

einmal im Körper aufgetauchtes, kostbares Jod möglichst kovalent (in Thyreoglobulin) fixiert wird. Damit geht es nicht verloren und steht dem Körper zur Verfügung.

Der Prozess beginnt mit der aktiven Aufnahme von Jodid in die Schilddrüsenzelle. Dies erfolgt durch einen Natrium-Co-Transport. Anschliessend wird das aufgenommene Jodid durch die membranständige **Thyreoperoxidase oxidiert** und kann dadurch ohne weitere Veränderungen an Tyrosylreste eines großen Proteins – dem **Thyreoglobulin** – gebunden werden. Die 144 Tyrosylreste des Thyreoglobulins werden damit zu **Mono- oder Dijodtyrosin**, sind aber weiterhin Bestandteil des Proteinverbandes. Jetzt findet eine **intramolekulare Kopplung** statt. Dabei werden die jodierten Tyrosylreste innerhalb des Proteins aufeinander gesetzt, wodurch **Tetra- und Trijodthyronine (T_4 und T_3)** entstehen. Auch diese sind noch in der Peptidkette des Thyreoglobulins fixiert. In diesem Zustand bildet es eine Art Prohormon und wird im Kolloid der Schilddrüsenfollikel gespeichert.

Damit T_3 und T_4 nun auch sezerniert werden können, nimmt die Schilddrüsenzelle das Kolloid durch Pinozytose auf. Der aufgenommene

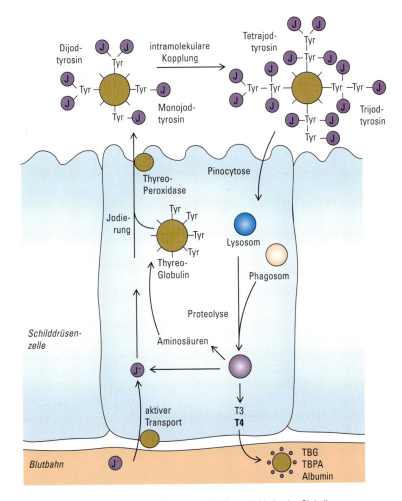

Abb. 28: Synthese der Schilddrüsenhormone

1 Biochemie der Hormone

Vesikel verschmilzt mit einem Lysosom, und das enthaltene Thyreoglobulin wird **proteolytisch** zerlegt. Dabei werden auch die Tetra- und Trijodthyrosylreste abgelöst und liegen nun als freies T_4 und T_3 vor.

Aus der Schilddrüse werden nun etwa 40 Mal soviel Thyroxin- wie T_3-Moleküle freigesetzt. T_3 ist allerdings dreimal wirksamer als T_4. Deshalb haben die Leber und andere periphere Gewebe die Möglichkeit, aus T_4 mithilfe einer Dejodase T_3 zu bilden und damit die Wirkungen der Schilddrüsenhormone lokal zu verstärken. Etwa 80 % des peripher wirksamen T_3 geht aus der peripheren Dejodierung von Thyroxin (T_4) hervor, die restlichen 20 % stammen direkt aus der Schilddrüse.

Bei der peripheren Dejodierung entsteht in 40 % der Fälle rT_3 (reverses T_3), das biologisch inaktiv ist.

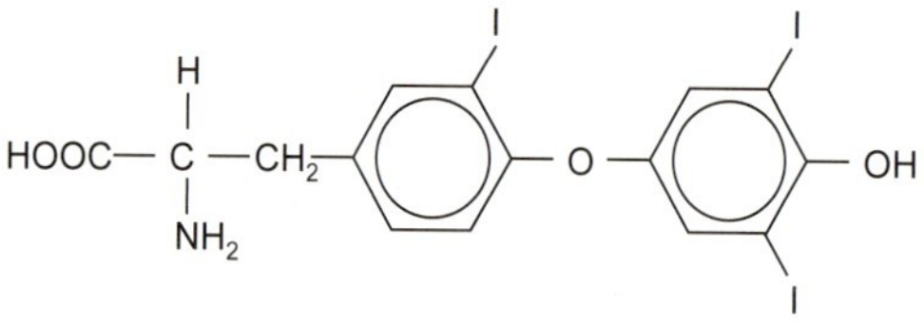

Abb. 29: Reversives T_3 *medi-learn.de/6-bc5-29*

Wirkungen der Schilddrüsenhormone

Unter 1 % der Schilddrüsenhormone liegen frei vor. Aufgrund ihrer Lipophilie ist der Großteil an Proteine wie das Thyroxin-bindende Globulin (TBG), das Thyroxin-bindende Präalbumin (TBPA) und Albumin gebunden. Wirksam ist aber nur der freie Anteil der Schilddrüsenhormone. In dieser Form
- fördern sie **Wachstum** und **Entwicklung** besonders im ZNS. Außerdem stimulieren sie die Freisetzung von Wachstumshormon (STH).
- haben sie auf den Stoffwechsel einen **kalorinogenen** (beschleunigenden) **Effekt**, sie kurbeln ihn also an:
  • erhöhte Aktivität der **Na+/K+-ATPase**, damit gesteigerter Grundumsatz,
  • vermehrte Entkopplung der **Atmungskette**, dadurch Wärmeproduktion und
  • **Glykogen-, Glucoseumsatz** werden beschleunigt, die **Liponeogenese** und **Cholesterinbiosynthese** aktiviert.
- sensibilisieren sie das Herz gegenüber Katecholaminen (vermehrte Expression von β_1-Rezeptoren).
- erhöhen sie den **Bindegewebsstoffwechsel** (Hyaluronat wird in der Haut vermehrt umgesetzt).

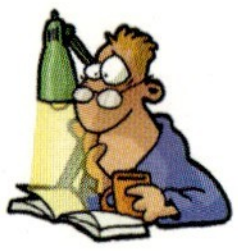

Außerdem gehören noch ihre Wirkung auf die folgenden beiden Enzyme zum Physikums-Wissen:
- Induktion der HMG-CoA-Reduktase (Cholesterinbiosynthese ↑)
- Induktion der mitochondrialen Glycerinphosphat-Dehydrogenase (Wasserstofftransport vom Zytosol ins Mitochondrium ↑)

> **Merke!**
> - Schilddrüsenhormone sind lipophile Hormone, die proteolytisch aus Thyreoglobulin freigesetzt werden.
> - Schilddrüsenhormone sind wichtig für Wachstum und Entwicklung und haben kalorinogene, also Stoffwechsel-beschleunigende Wirkungen, was sich unter anderem an einem erhöhten Grundumsatz zeigt. Der Bindegewebsstoffwechsel ist ebenfalls erhöht.

Pathobiochemie

Hier solltest du fürs Physikum Folgendes parat haben:
- Zu einer **Schilddrüsenüberfunktion** (Hyperthyreose) kann es durch unterschiedliche Ereignisse (z. B. Autoimmunprozesse, Entzündung, Tumor, medikamentös induziert) kommen. Die Symptome sind Tachykardie, Schwitzneigung, Wärmeintoleranz, Gewichtsverlust und Nervosität.
- Die früher häufige **Jodmangelstruma** äußert sich anfangs in einer Schilddrüsenunterfunktion (Hypothyreose), da nicht mehr

1.4.1 Hypothalamus-Hypophysen-Schilddrüsen-Achse

genug peripheres Schilddrüsenhormon produziert werden kann. Das TSH steigt an (aufgrund der fehlenden negativen Rückkopplung) und dadurch wird das Wachstum der Schilddrüse stimuliert. Symptome sind körperliche und geistige **Leistungsminderung**, Kälteintoleranz, Desinteresse, rasche Ermüdbarkeit, Obstipationsneigung, **Bradykardie** und das **Myxödem**. Letzteres zeichnet sich durch Einlagerung von Glykosaminoglykanen – zu denen auch Hyaluronsäure zählt – in Haut und Unterhaut aus (verringerter Bindegewebsstoffwechsel).

Übrigens …
Die **angeborene** Hypothyreose führt bei betroffenen Kindern zu **nicht reversiblen** geistigen Schädigungen und körperlichem Minderwuchs (Wachstum und Differenzierung). Deshalb ist heutzutage ein Neugeborenen-Screening auf die Schilddrüsenfunktion Routine.

DAS BRINGT PUNKTE

So, geschafft! Dann wollen wir doch mal sehen, was hängen geblieben ist. Bei jedem der nachfolgenden Punkte sollte es irgendwo in deinem Hinterkopf klingeln. Wenn nicht, bloß nicht verzweifeln, sondern nachschauen, denn das letzte Kapitel war wirklich umfangreich ... Als Erstes solltest du dir die strukturellen Fakten zum **Insulin** wirklich gut einprägen:

- Synthese in β-Zellen des endokrinen Pankreas (Langerhans-Inseln).
- Proteohormon aus 51 Aminosäuren.
- Insulin besteht aus zwei Ketten (A- und B-Kette).
- Insulin hat zwei Disulfidbrücken zwischen den beiden Ketten und eine Disulfidbrücke in der **A-Kette**.
- Speicherung in β-Granula als Hexamer mit Zink-Ionen.
- Ein Anstieg der Glucosekonzentration im Blut führt zur Insulinsekretion.
- Das Signalpeptid zur Einschleusung in das endoplasmatische Retikulum ist Teil des Präproinsulins.
- Der Insulinrezeptor hat eine heterotetramere ($\alpha_2\beta_2$) Struktur.

Die **Insulinwirkungen** sind:
- Glykolyse ↑
- Gluconeogenese ↓
- Lipolyse ↓
- Spaltung von Triacylglycerinen (von Triacylglycerolen) in **Lipoproteine** ↑
- Glykogensynthese ↑
- Glykogenolyse ↓
- erleichterte Diffusion für Glucose in die Fettzellen und Muskulatur über GLUT 4 ↑
- unveränderter Glucosefluss in β-Zellen und Leber über GLUT 2
- Proteinbiosynthese ↑
- Triacylglycerinsynthese ↑

Auch im Bereich **Glukagon** sind die allgemeinen Fakten fürs Physikum sehr nützlich:

- Synthese in den α-Zellen des endokrinen Pankreas (Langerhans-Inseln).
- Proteohormon aus 29 Aminosäuren.
- Einkettig, keine Disulfidbrücken.
- Abfall der Glucosekonzentration im Blut führt zur Glukagonsekretion.
- Der Glukagonrezeptor ist G_s-Protein-assoziiert und erhöht die cAMP-Konzentration in der Zelle.
- Glukagon ist ein Antagonist des Insulins.
- Die Fructose-2,6-bisphosphatase wird Glukagon-abhängig aktiviert.

Die **Glukagonwirkungen** sind:
- Gluconeogenese ↑
- Glykogenolyse ↑
- Glykolyse ↓
- Glykogensynthese ↓
- Lipolyse ↑

Wirklich viele Fragen werden zu den **Enzymen**
- Phosphorylase,
- Phosphorylase-Kinase und
- Glykogensynthase

gestellt. Also bitte unbedingt merken:
- Die Proteinkinase A und Calcium aktivieren die Phosphorylase-Kinase, diese überführt die Glykogenphosphorylase in die aktive α-Form.
- cAMP aktiviert die Glykogenphosphorylase allosterisch.
- Die Glykogensynthase wird durch PK A gehemmt.

Die absolut wichtigen Fakten zu den **Katecholaminen** beschränken sich auf eine Handvoll – diese sind allerdings wirklich zum hinter die Löffel schreiben:
- $\alpha_1 \rightarrow G_q \rightarrow IP_3$ ↑, DAG ↑, Ca^{2+} ↑
- $\alpha_2 \rightarrow G_i \rightarrow$ cAMP ↓
- $\beta_1, \beta_2 \rightarrow G_s \rightarrow$ cAMP ↑
- DOPA (biologisch inaktiv) und Dopamin (biologisch aktiv) sind Vorstufen von Adrenalin und Noradrenalin.

DAS BRINGT PUNKTE

- Wirkungen der Katecholamine sind zum einen die ergotrope Wirkung, zum anderen die Beschleunigung von Glykogenolyse, Gluconeogenese und Lipolyse.
- Der Abbau der Katecholamine findet über die COMT und MAO statt und führt zur Vanillinmandelsäure.

Die **Schilddrüsenhormone** können einen ganz schön ins Schwitzen bringen. Deshalb hier die Reduktion aufs absolut Wesentliche: den Syntheseweg (s. Abb. 28, S. 35)!
- Schilddrüsenhormone sind lipophile Aminosäurederivate. Sie entstehen aus Tyrosin, werden im Plasma proteingebunden transportiert und wirken über einen intrazellulären Rezeptor mit Zinkfinger.
- Bei der Synthese entstehen Schilddrüsenhormone aus einem Protein, dem Thyreoglobulin.
- Die Wirkungen der Schilddrüsenhormone sind:
  - Induktion der Na^+/K^+-ATPase und damit Erhöhung des Grundumsatzes,
  - Stimulation des Hyaluronatstoffwechsels,
  - vermehrte Sekretion von Wachstumshormon,
  - Induktion der HMG-CoA-Reduktase (Cholesterinbiosynthese) und
  - Induktion der mitochondrialen Glycerinphosphat-Dehydrogenase (Wasserstofftransport vom Zytosol in die Mitochondrien).

FÜRS MÜNDLICHE

Nach den ersten eher allgemeinen Kapiteln geht es jetzt um die spezielle Stoffwechselregulation. Die folgenden Fragen dazu kannst du alleine oder mit deiner Lerngruppe rekapitulieren.

1. Haben Sie eine Vorstellung von den Mechanismen, die zur Regulation der Insulinfreisetzung aus den β-Zellen führen?

2. Erläutern Sie, welchen Rezeptor Insulin benutzt.

3. Warum kommt es bei Insulinmangel Ihrer Meinung nach zu einer gesteigerten Ketonkörpersynthese?

4. Erläutern Sie bitte das Zusammenspiel von Insulin und Glukagon im menschlichen Organismus.

5. Welche Coenzyme werden Ihrer Meinung nach zur Synthese der Katecholamine benötigt?

6. Stellen Sie den Einfluss der Glucosetransporter auf den Stoffwechsel dar, gehen Sie dabei bitte besonders auf die Zusammenhänge zum Insulin ein.

7. Gibt es bei der Regulation des Glykogenstoffwechsels Unterschiede zwischen Skelettmuskulatur und Leber? Beschreiben Sie diese bitte.

8. Schildern Sie bitte die grundlegenden Fakten der Katecholamine.

9. Sagen Sie, welche Rezeptoren benutzen die Katecholamine?

10. Nennen Sie bitte die Vorgänge, die zur Synthese der Schilddrüsenhormone führen.

FÜRS MÜNDLICHE

11. Erläutern Sie bitte die Veränderungen in der Hypothalamus-Hypophysen-Schilddrüsen-Achse bei Jodmangel.

---

1. Haben Sie eine Vorstellung von den Mechanismen, die zur Regulation der Insulinfreisetzung aus den β-Zellen führen?
Extrazelluläre Glucose gelangt über GLUT 2 in die β-Zellen und wird dort in die Glykolyse eingeschleust. Dabei entsteht letztlich mehr intrazelluläres ATP. Dieses hemmt einen K^+-Kanal, wodurch die Zelle depolarisiert. Das bewirkt eine erhöhte Öffnungswahrscheinlichkeit des spannungssensitiven Ca^{2+}-Kanals. Ca^{2+} strömt in die Zelle ein und führt zur Sekretion der Insulinvesikel.

2. Erläutern Sie, welchen Rezeptor Insulin benutzt.
Insulin wirkt über einen Tyrosinkinaserezeptor. Dieser ist ein heterotetrameres Protein und besteht aus zwei α- (extrazellulär) und zwei β- (intrazellulär) Untereinheiten. Insulinbindung an α führt zur Autophosphorylierung an β. Der dadurch aktivierte Rezeptor phosphoryliert das IRS (Insulin-Rezeptor-Substrat), und dieses vermittelt – da nun aktiv – die Insulinfunktionen in der Zelle.

3. Warum kommt es bei Insulinmangel Ihrer Meinung nach zu einer gesteigerten Ketonkörpersynthese?
In Muskel- und Fettzellen fehlt Glucose als Substrat, die vermehrte β-Oxidation führt zu einem Anstieg von Acetyl-CoA, woraus in der Leber Ketonkörper entstehen.

4. Erläutern Sie bitte das Zusammenspiel von Insulin und Glukagon im menschlichen Organismus.
Insulin und Glukagon sind Antagonisten:
– Insulin wird bei Glucoseangebot, Glukagon bei Glucosemangel ausgeschüttet.
– Insulin besitzt anabole Wirkungen, Glukagon versucht, energiereiche Substrate ins Blut zu schaffen.
– Glukagon erhöht den cAMP-Spiegel, Insulin senkt ihn mit Hilfe einer Phosphodiesterase.

5. Welche Coenzyme werden Ihrer Meinung nach zur Synthese der Katecholamine benötigt?
– Tetrahydrobiopterin,
– PALP,
– Ascorbinsäure und
– SAM.

6. Stellen Sie den Einfluss der Glucosetransporter auf den Stoffwechsel dar, gehen Sie dabei bitte besonders auf die Zusammenhänge zum Insulin ein.
Es gibt verschiedene Glucosetransporter, von denen hier GLUT 2 und GLUT 4 wichtig sind:
– GLUT 2 findet sich in Leber und Pankreas, ist insulinunabhängig und Teil des Glucosesensors für die Insulinsekretion.
– GLUT 4 kommt in Fett- und Muskelzellen vor: Der Transporter wird insulinabhängig von intrazellulären Vesikeln in die Zellmembran verlagert (Translokation).

7. Gibt es bei der Regulation des Glykogenstoffwechsels Unterschiede zwischen Skelettmuskulatur und Leber? Beschreiben Sie diese bitte.
Während die Leber über Glukagonrezeptoren verfügt, ist die Muskulatur auf andere Mechanismen angewiesen.

FÜRS MÜNDLICHE

Der Anstieg von cAMP durch den G_s-Rezeptor des Glukagons führt in Hepatozyten zur vermehrten Tätigkeit der PK A. Sie phosphoryliert die Phosphorylasekinase, diese phosphoryliert die Glykogenphosphorylase, dadurch wird die Glykogenolyse beschleunigt. Durch direkte Phosphorylierung der Glykogensynthase hemmt die PK A die Glykogensynthese.
Im Muskel führt Ca^{2+} mit Hilfe von Calmodulin zu Aktivierung der Phosphorylasekinase, damit wird auch hier die Glykogenolyse aktiviert.
Durch Kontraktion vermehrt anfallendes AMP aktiviert allosterisch die Glykogenphosphorylase.

8. Schildern Sie bitte die grundlegenden Fakten der Katecholamine.

Die Katecholamine sind Adrenalin, Noradrenalin (und Dopamin).
- Adrenalin und Noradrenalin unterscheiden sich in einer Methylgruppe, Donator = SAM.
- Ihre Wirkungen sind zum einen physiologischer Natur (z. B. positiv inotrop, chronotrop, Vasokonstriktion, Bronchodilatation), zum anderen metabolisch, wobei sie ähnliche Wirkungen wie das Glukagon vermitteln (über β-Rezeptoren, gleicher Wirkmechanismus wie Glukagonrezeptor).

9. Sagen Sie, welche Rezeptoren benutzen die Katecholamine?
- $α_1 → G_q → IP_3 ↑, DAG ↑, Ca^{2+} ↑$
- $α_2 → G_i → cAMP ↓$
- $β_1, β_2 → G_s → cAMP ↑$

Dabei vermitteln $α_1$-Rezeptoren vor allem Gefäßkontraktion, $α_2$ hemmt die Insulinsekretion, $β_1$ ist viel auf dem Herz vorhanden, und $β_2$ ist unter anderem zuständig für die Bronchodilatation.
Metabolische Effekte werden hauptsächlich von den β-Rezeptoren gesteuert.

10. Nennen Sie bitte die Vorgänge, die zur Synthese der Schilddrüsenhormone führen.
- Aktive Jodidaufnahme in die Zelle,
- Jodidoxidation, wodurch die Jodierung von Tyrosylresten des Thyreoglobulins ermöglicht wird,
- intramolekulare Kopplung,
- Speicherung im Kolloid,
- Aufnahme durch Pinozytose,
- lysosomaler Abbau,
- Abgabe der Schilddrüsenhormone ins Blut und
- periphere Dejodierung durch die Dejodase.

11. Erläutern Sie bitte die Veränderungen in der Hypothalamus-Hypophysen-Schilddrüsen-Achse bei Jodmangel.
- Durch den Jodmangel wird zu wenig effektives Schilddrüsenhormon produziert.
- Der long- und short-feedback-Mechanismus auf Hypothalamus und Hypophyse führen zu gesteigerter Sekretion von TSH, das das Wachstum der Schilddrüse anregt (Struma).
- Durch die verringerte Präsenz von freiem T_3 und T_4 kommt es zu Leistungsminderung, Kälteintoleranz, Bradykardie und Myxödem.

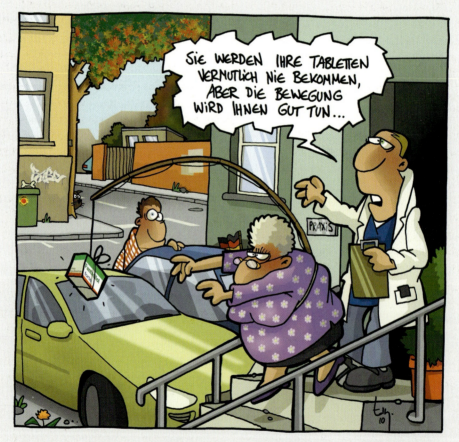

Mehr Cartoons unter www.medi-learn.de/cartoons

Pause

Päuschen gefällig?
Das hast du dir verdient!

1.4.2 Die Steroidhormone

Mit den Steroidhormonen betreten wir nun das Feld der Nebennierenrinden- und Keimdrüsenhormone. Zu Beginn meines Studiums war ich mir noch nicht einmal der Existenz einer Nebenniere, geschweige denn einer Rinde bewusst. Nun muss ich zugeben, dass dies eine echte Bildungslücke war, denn ohne die Nebennierenrinde geht gar nichts. Gleiches gilt natürlich für die Keimdrüsen, obwohl ich von deren Existenz schon früher wusste … Da Steroide also weder funktionell noch prüfungstechnisch unwichtig sind, würdigen wir sie ausgiebig auf den folgenden Seiten.

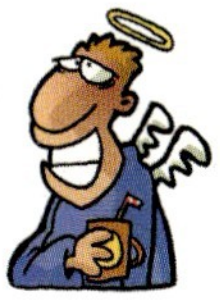

> **Merke!**
>
> Die Steroidhormone sind allesamt Produkte des Cholesterins (Cholesterol). Die wichtigsten unter ihnen sind:
> – Progesteron,
> – Cortisol,
> – Aldosteron,
> – Testosteron,
> – Östradiol und
> – 1,25-(OH)$_2$-Cholecalciferol (Calcitriol).

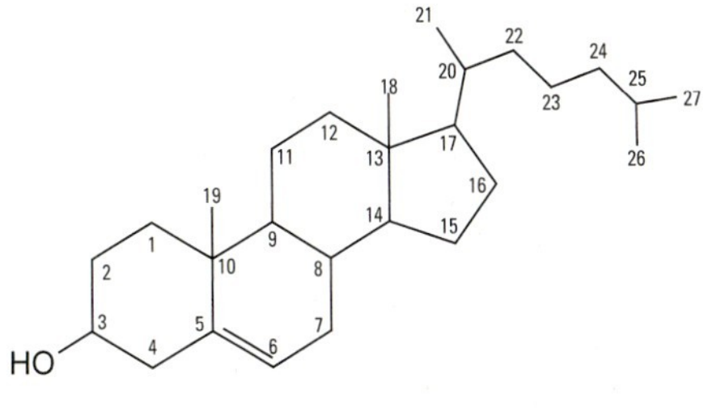

Abb. 30: Nummerierung Cholesterin

medi-learn.de/6-bc5-30

Calcitriol nimmt eine gewisse Sonderrolle ein. Bei ihm wurde das klassische Ringsystem photochemisch aufgespalten, weshalb es auch als **Secosteroid** bezeichnet wird. Seine biochemischen Eigenschaften sind aber dennoch die eines klassischen Steroidhormons.

Synthese und Abbau der Steroidhormone

Das Cholesterol für die Synthese der Steroidhormone wird als Cholesterolester in Vesikeln innerhalb der steroidproduzierenden Zellen gespeichert. Durch die Veresterung steigt die Lipophilie des Cholesterins, wodurch die intrazelluläre Speicherung erst möglich wird. Sollte das gespeicherte Cholesterin einmal nicht ausreichen, wird aus Acetyl-CoA kurzfristig neues **synthetisiert**. Bei langfristiger Stimulation erhöhen die Zellen ihre Anzahl an **LDL-Rezeptoren**, sodass mehr Cholesterin durch LDL-Internalisierung aufgenommen werden kann. Im Rahmen der Steroidhormonsynthese laufen **Hydroxylierungen**, Dehydrierungen, Spaltungen und noch ein paar andere Reaktionen ab. Dabei werden hauptsächlich **Cytochrom P450-Enzyme** benutzt. Diese Monooxygenasen – die auch eine Rolle in der Biotransformation der Leber spielen – verbrauchen **NADPH/H$^+$** und **Sauerstoff**.

> **Merke!**
>
> Du musst nicht alle Steroidhormone der Abb. 31, S. 44 mit Strukturformel auswendig lernen. Es genügt, wenn du dir gewisse grundsätzliche Sachen einprägst:
> – Durch Abspalten der Seitenkette an C17 entsteht aus Cholesterol (27 C-Atome) **Pregnenolon als gemeinsame Vorstufe aller klassischen Steroidhormone (21 C-Atome)**. Weitere C-Atome gehen erst beim Schritt zum Testosteron verloren. Cortisol und Aldosteron wurden an C11 hydroxyliert, Aldosteron besitzt eine **Aldehydgruppe** an C18 (daher der Name …) und beide sind aus **Progesteron** entstanden.
> – Östradiol hat noch ein C weniger als Testosteron und besitzt außerdem als einziges Steroidhormon einen aromatischen Ring.

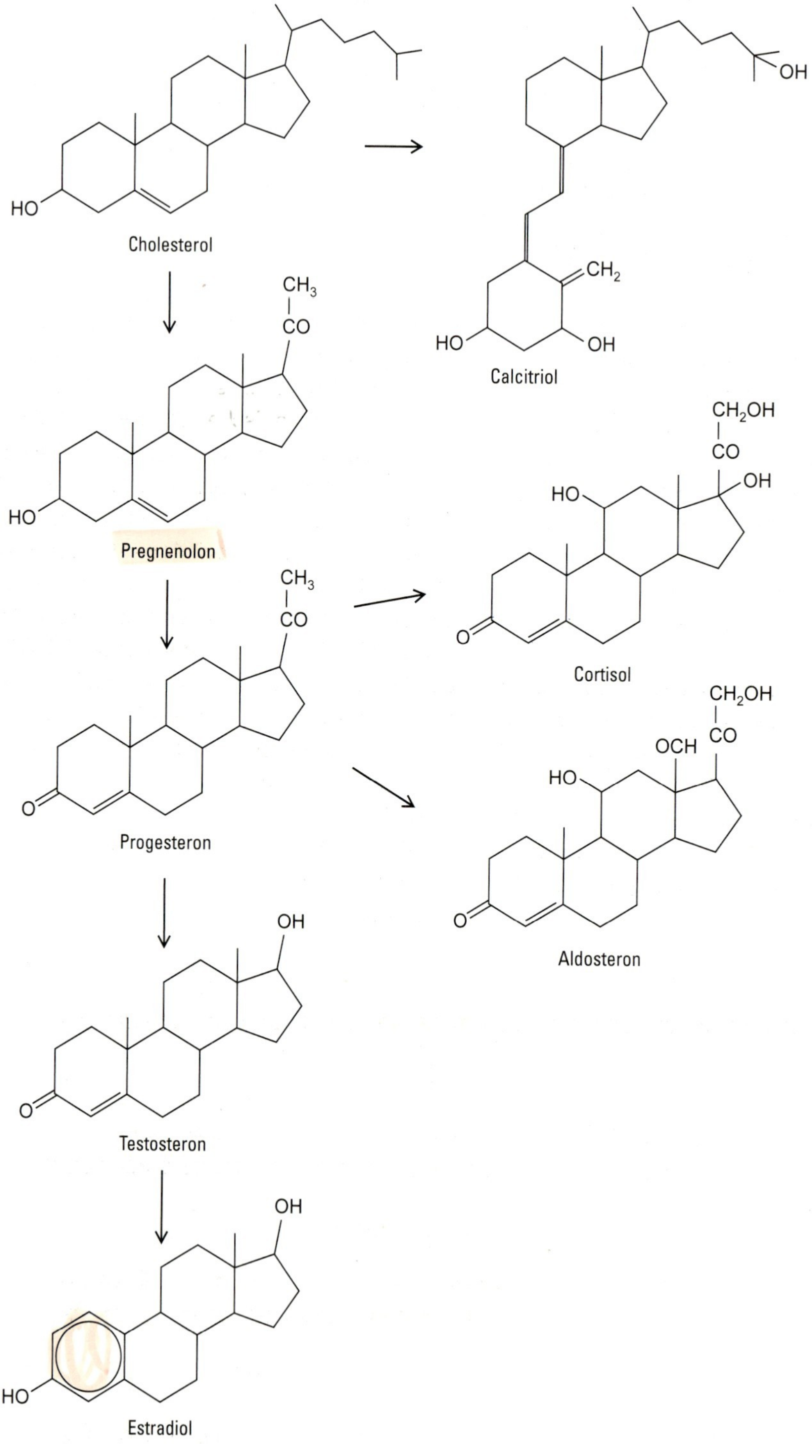

1 Biochemie der Hormone

Abb. 31: Synthese der Steroidhormone

medi-learn.de/6-bc5-31

1.4.3 Hypothalamus-Hypophysen-Zona fasciculata-Achse

Mit diesen Fakten ist es zum Beispiel möglich, folgende Aussage zu entschärfen: „Eine C21-Hydroxylase ist beteiligt an der Synthese von Testosteron und Östrogenen." Testosteron (19 C-Atome) und Östrogene (18 C-Atome) besitzen gar kein C21 mehr, deshalb kann eine C21-Hydroxylase auch nicht an ihrer Synthese beteiligt sein. Allerdings ist dieses Enzym beteiligt an der Herstellung der Nebennierenrinden-Hormone (21 C-Atome).

Abgebaut werden die Steroidhormone durch **Konjugation** mit Schwefelsäure und **Glucuronsäure** (Biotransformation, s. Skript Biochemie 7). Die Ausscheidung ihrer vielfältigen Abbauprodukte erfolgt über den Harn und die Galle/den Stuhl.

1.4.3 Hypothalamus-Hypophysen-Zona fasciculata-Achse

Bei den in der Zona fasciculata produzierten Hormonen handelt es sich um die **Glucocorticoide**, deren wichtigster Vertreter das Cortisol ist. Die synthetischen Glucocorticoide wie Dexamethason wirken im übrigen stärker und haben, im Gegensatz zum natürlichen Cortisol, keine mineralcorticoiden Wirkungen mehr (s. Aldosteron, S. 58).

Struktur und Synthese

Liberin (RH)	Tropin	Hormon
– CRH	– ACTH (adrenocorticotropes Hormon)	– Cortisol

Tab. 9: Cortisol

Die Ausschüttung von **CRH** (Corticotropin Releasing Hormone) erfolgt pulsatil und in einer Tag-Nacht-Rhythmik (s. Abb. 33, S. 46). Neben diesem biologischen Rhythmus, bei dem die Cortisolkonzentration morgens zwischen 8 Uhr und 9 Uhr am größten ist, wird die CRH-Sekretion auch durch **Stress** ausgelöst.

Unter dem Einfluss des CRH wird in der Hypophyse ACTH sezerniert, das zuvor durch proteolytische Prozessierung aus dem **P**ro**O**pio**M**elano**C**ortin (POMC) gebildet wurde. POMC ist ein Vorläuferpeptid und enthält die Information für verschiedene kleinere Peptide (s. Abb. 32, S. 45), von denen die folgenden vier physikumsrelevant sind:
– ACTH,
– β-Endorphin,
– β-Lipotropin und
– α-MSH.

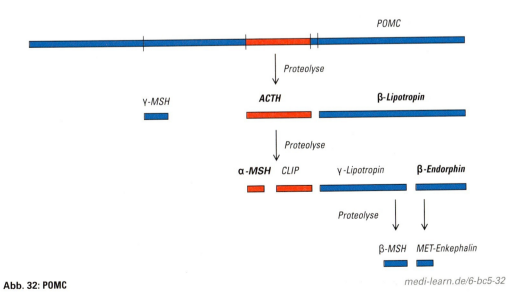

Abb. 32: POMC

1 Biochemie der Hormone

Abb. 33: Rhythmik der Cortisolfreisetzung

ACTH besteht aus 39 Aminosäuren. Nach Sekretion wirkt es auf die Zellen der Zona fasciculata (mittlere Zone) der Nebennierenrinde. An den dort vorhandenen steroidproduzierenden Zellen aktiviert ACTH einen G_s-Rezeptor (s. Abb. 5, S. 7), was die Aktivität einer cAMP-abhängigen PK A steigert.
Diese PK A aktiviert daraufhin eine Esterase, die die Cholesterolester in den intrazellulären Speichervesikeln spaltet und dadurch Cholesterin freisetzt. Im Mitochondrium und im endoplasmatischen Retikulum entsteht dann daraus Cortisol.

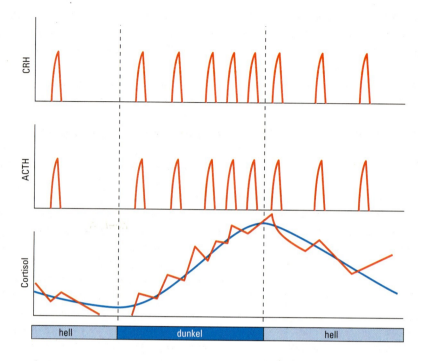

Abb. 34: Cortisol

> **Merke!**
>
> Obwohl Cortisol ein lipophiles Hormon ist, hat es doch etwas mit cAMP zu schaffen. Die Cholesterinfreisetzung zur Steroidsynthese wird nämlich durch cAMP → PK A → Esterase reguliert. Aber Vorsicht: Die Glucocorticoide wirken NICHT über cAMP!

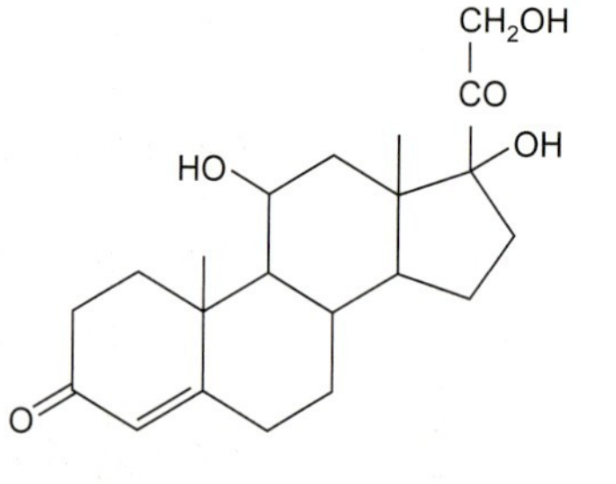

Cortisol ist als Steroidhormon ein lipophiles Hormon, wirkt deshalb über einen intrazellulären Rezeptor (s. 1.2.1, S. 3) und geht eine hohe Plasmaeiweißbindung ein; das entsprechende Protein heißt Transcortin.
Strukturell markant ist beim Cortisol die OH-Gruppe am C-11-Atom; es besteht aus 21 C-Atomen. Wie bereits erwähnt, wird die Freisetzung von Cortisol – neben der Tag-und-Nacht-Rhythmik – auch durch psychischen und physischen

1.4.3 Hypothalamus-Hypophysen-Zona fasciculata-Achse

Stress stimuliert. Daher ist es ein wichtiger Teil der Stressantwort des Körpers. Daneben fördern auch die Zytokine Interleukin-1, TNF-α und Interleukin-6 die Ausschüttung von Cortisol, was zeigt, dass das Immunsystem mit den Glucocorticoiden in Verbindung steht.

Wirkungen des Cortisols

Als lipophiles Hormon modifiziert Cortisol die **Transkription** seiner Zielzellen und wirkt damit eher **langfristig**. Dabei kannst du dir als Faustregel merken, dass Cortisol in der Peripherie (Fettgewebe und Muskulatur) katabol und in der Leber anabol wirkt.

Wirkung auf Transkription		Fazit
Muskulatur	Induktion – Aminotransferasen	– Proteolyse ↑ – Proteinbiosynthese ↓ – erhöhte Freisetzung von Aminosäuren als Substrate für die Leber
Fettgewebe	Induktion – Lipase	– Lipolyse ↑ – erhöhte Freisetzung von Glycerin und Fettsäuren für Leber
Leber	Induktion – Pyruvat-Carboxylase – PEP-Carboxykinase – Fructose-1,6-bisphosphatase – Glucose-6-phosphatase	– Gluconeogenese ↑ – Glykogensynthese ↑ – Blutzuckerspiegel ↑ – Verlängerung und Verstärkung der Glukagon- und Adrenalinwirkung in der Leber

Tab. 10: Cortisolwirkungen

Durch die **Induktion von Aminotransferasen** wird die Proteolyse der Muskulatur beschleunigt. Die freigesetzten Aminosäuren werden ans Blut abgegeben, wodurch ihr Plasmaspiegel steigt.

Im Fettgewebe steigt der Durchsatz der Lipolyse, wodurch vermehrt **Fettsäuren** und **Glycerin** für die Leber bereitgestellt werden.

In der Leber wird die Transkription von Enzymen der **Gluconeogenese gesteigert**. Die entstehende Glucose führt zu einem Anstieg des Blutzuckers, weshalb die Hormone der Zona fasciculata auch als Glucocorticoide bezeichnet werden. Auch die Neubildung von **Glykogen** ist aufgrund des erhöhten Substratangebots durch den peripheren Katabolismus beschleunigt.

Was den Stoffwechsel angeht, unterstützt Cortisol also die Wirkungen der Katecholamine und des Glukagons. Da ist es verständlich, dass Glucocorticoide die Synthese von Katecholaminen fördern. „Glucos" wirken damit also antagonistisch zum Insulin: Sie hemmen die periphere Glucoseaufnahme und -verwertung.

Hinzu kommen die **antiinflammatorischen** Wirkungen der Glucocorticoide. Diese resultieren aus

– einer Hemmung der Leukozytenfunktion und der Lymphozytenvermehrung,
– der Hemmung der Synthese von Interleukinen,
– der Synthese von **Lipocortin** → hemmt Phospholipase A$_2$ (s. 1.8.5, S. 64) und
– einer Hemmung der COX$_2$ (s. 1.8.5, S. 64).

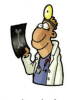

Übrigens ...
Die antiinflammatorische Komponente des Cortisols wird mit Hilfe von Cortisolderivaten (Prednisolon, Dexamethason) therapeutisch genutzt. Ein Beispiel ist die Immunsuppression bei Autoimmunerkrankungen und Organtransplantationen sowie zur Therapie von Leukämien. Doch Vorsicht! Bei zu langer Therapie greift der katabole Effekt auch auf die Knochen über und es kommt zu **Osteoporose**.

Pathobiochemie

Kommt es durch Tumoren oder auch durch therapeutische Maßnahmen zu einer Überfunktion der Nebennierenrinde mit **Hypercortisolismus**, so kann dies zur Entstehung eines **Cushing-Syndroms** führen. Bei diesem Krankheitsbild stehen
- Stammfettsucht,
- Vollmondgesicht,
- Stiernacken und
- Striae distensae

im Vordergrund.

Beim **Adrenogenitalen Syndrom** (AGS) handelt es sich ebenfalls um eine Erkrankung, bei welcher der Cortisolstoffwechsel gestört ist. Jedoch kommt es hier auf Grund eines genetischen Defektes der **21-Hydroxylase** (autosomal-rezessiv) zu einer **verringerten** Produktion von **Cortisol** und **Aldosteron**. Dies verursacht auf Grund der fehlenden Rückkopplung zu Hypothalamus und Hypophyse eine vermehrte ACTH-Produktion. Dadurch steigt die die Menge der in der Nebennierenrinde produzierten Hormonvorstufen an, diese können jedoch auf Grund des Enzymdefektes nicht weiter zu Cortisol und Aldosteron umgesetzt werden. Diese überproduzierten Vorstufen werden nun in alternative Stoffwechselwege eingespeist, dadurch kommt es zu einer Überproduktion von Androgenen, also männlichen Geschlechtshormonen. Dieses komplexe Zusammenspiel erklärt auch die Symptomatik:
- Vermännlichung von weiblichen Neugeborenen
- Pseudopubertas praecox bei Kindern
- Vorzeitiger Schluss der Wachstumsfugen
- ggf. Salzverlust-Syndrom (fehlendes Aldosteron!)

Um die Erkrankung früh zu erkennen und durch medikamentösen Hormonersatz zu therapieren, wird im Rahmen des Neugeborenenscreenings der **17-Hydroxyprogesteron**-Spiegel gemessen, welcher beim AGS deutlich erhöht ist (eine der überproduzierten Vorstufen).

> **Merke!**
> - Die Cortisolbiosynthese wird durch CRH und ACTH gesteuert.
> - Stimuliert wird das System – neben seiner ausgeprägten Tag-Nacht-Rhythmik – vor allem durch Stress. Aber auch das Immunsystem hat regulierenden Einfluss. Dies zeigt den Zusammenhang zwischen der Stress- und Immunantwort.
> - Die Cortisolwirkungen lassen sich durch peripheren Katabolismus mit hepatischem Anabolismus charakterisieren: Gluconeogenese, Glykogensynthese, muskuläre Proteolyse und Lipolyse sind aktiviert, der Blutzuckerspiegel und die Stickstoffausscheidung steigen.
> - Therapeutisch und physiologisch wichtig sind die immunsuppressiven Effekte des Cortisols.

1.4.4 Hypothalamus-Hypophysen-Keimdrüsen-Achse

Mit diesem Kapitel betreten wir nun das Feld der Geschlechts-/Sexualhormone, also der Östrogene, Gestagene und Androgene. In ihrem Zusammenspiel entstehen so interessante und wichtige Dinge wie die Entwicklung und das Aussehen von Mann und Frau, die Pubertät, der weibliche Menstruationszyklus, gedopte Muskelberge und vielleicht auch die Erklärung, warum Männer besser einparken und Frauen immer Schuhe kaufen.

Liberin (RH)	Tropin	Hormon
– Gonadotropin-RH (GnRH)	– luteinisierendes Hormon (LH) – follikelstimulierendes Hormon (FSH)	– Progesteron – Testosteron – Östradiol

Tab. 11: Geschlechtshormone

1.4.4 Hypothalamus-Hypophysen-Keimdrüsen-Achse

Synthese und Struktur

Die Freisetzung des GnRH erfolgt zwingend pulsatil (alle 90 min wird ein Stoß sezerniert). Daraufhin werden in der Hypophyse LH und FSH ausgeschüttet. Beides sind Peptidhormone, die strukturell dem TSH ähneln.
LH und FSH existieren bei Mann und Frau in gleichem Ausmaß, aber mit unterschiedlichen Wirkungen. Auch hier gilt fürs Examen: Nicht aufs Kreuz legen lassen!

Progesteron (Gestagen), Testosteron (Androgen) und Östradiol (Östrogen) sind Steroidhormone, die unter LH- und FSH-Einfluss hauptsächlich in den Keimdrüsen produziert werden. Wie alle lipophilen Hormone sind sie an Plasmaproteine gebunden, eine Aufgabe, die bei den Androgenen und Östrogenen das Testosteron-Östrogen-bindende Protein übernimmt. Beim Blick auf Abb. 31, S. 44 siehst du weiterhin, dass Progesteron die Vorstufe von Testosteron ist, aus dem wiederum Östradiol entsteht.

- Progesteron, Testosteron und Östradiol sind zusammen mit ihren aktiven Nebenprodukten ebenfalls bei beiden Geschlechtern vorhanden, wirken jedoch unterschiedlich (s. u.).
- Die negative Rückkopplung der Sexualhormone auf die oberen Ebenen des Systems ist sehr komplex und im Verlauf des weiblichen Zyklus auch unterschiedlich ausgeprägt (s. Skript Physiologie 2).

Sexualhormone des Mannes

Beim Mann wirken FSH und LH hauptsächlich auf zwei Gewebe:
- die Sertoli-Zellen des Hodens und
- die Leydig-Zellen des Hodens.

> **Merke!**
> - FSH → Sertoli-Zellen → Spermiogenese
> - LH → Leydig-Zellen → Testosteron („Lestosteron")

LH: In den interstitiellen Leydig-Zellen des Mannes werden unter LH-Einfluss Androgene mit ihrem Hauptvertreter Testosteron gebildet.

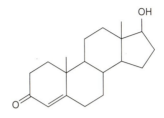

Testosteron (C_{19})

Abb. 35: Testosteron *medi-learn.de/6-bc5-35*

Dabei funktioniert der LH-Rezeptor ähnlich wie der ACTH-Rezeptor: Er führt zu einem Anstieg des Cholesterols in der Zelle (cAMP-Anstieg, aktivierte PKA, aktivierte Cholesterolesterase, s. 1.4.3, S. 45). Durch den speziellen Enzymbesatz der Leydig-Zellen erfolgt daraufhin die Synthese von Pregnenolon, aus dem dann letztendlich Testosteron gebildet wird.

> **Übrigens ...**
> Eine häufig gefragte **Vorstufe** von Testosteron ist **Androstendion**.

Testosteron fördert vor allem das Wachstum und die Differenzierung der männlichen Geschlechtsorgane (Penis, Samenblase, Samenleiter und Prostata) und Geschlechtsmerkmale (Bartwuchs, männliche Behaarung, großer Kehlkopf usw.). Außerdem werden das Muskel- und Skelettwachstum sowie die Erythropoese angeregt. Deshalb werden androgene Substanzen auch gerne als Dopingmittel eingesetzt; mit mehr Muskeln und Erys lässt sich schließlich „besser" Sport machen.
- In einigen Geweben wie z. B. der Prostata und der Samenblase wird Testosteron durch eine 5α-Reduktase in **5α-Dihydrotestosteron** umgewandelt. In dieser Form ist es etwa 2,5-fach stärker wirksam. Dadurch

1 Biochemie der Hormone

steigt z. B. die Fructosekonzentration in der Samenflüssigkeit, eine Tatsache, die schon gefragt wurde …
- Der Abbau von Testosteron erfolgt durch Sulfatierung und Glucuronidierung zu 17-Ketosteroiden, die mit dem Harn ausgeschieden werden.
- Weitere Produktionsorte für männliche Geschlechtshormone sind bei Mann und Frau die Nebennierenrinde und bei Frauen das Ovar.

FSH: FSH wirkt beim Mann auf die Sertoli-Zellen (Ammenzellen) in den Tubuli seminiferi des Hodens. Sie steuern unter dem Einfluss von FSH die **Spermiogenese**. Das unter LH-Einfluss gebildete Testosteron aus den Leydig-Zellen wird dafür ebenfalls benötigt. Nur aufgrund der korrekten Zusammenarbeit der FSH- und LH-abhängigen Zellen ist die Spermiogenese erfolgreich, ähnlich wie die Follikelreifung bei der Frau.
- Die Sertoli-Zellen sind auch der Bildungsort von **Inhibin**, einem Polypeptid, das durch negative Rückkopplung die **FSH-Sekretion hemmt**.

Sexualhormone der Frau

FSH und LH entfalten ihre Wirkung bei der Frau hauptsächlich auf zwei Gewebe:
- die **Granulosazellen** des Ovars und
- die **Theca interna**-Zellen des Ovars.

Zu Beginn des weiblichen Menstruationszyklus (Follikelphase) wirkt LH hauptsächlich auf die Theca interna-Zellen, die dabei **Androgene**, also männliche Geschlechtshormone (z. B. Androstendion) bilden. Unter der Stimulation mit FSH erhöht sich in den Granulosazellen jetzt der Besatz mit **Aromatase**. Dieses Enzym bildet durch Abspaltung der C19-Gruppe und Hydrierung des A-Rings aus den in der Theca entstandenen Androgenen **Östradiol**, also Östrogene. Ergebnis dieser Kooperation ist die Reifung des Follikels.

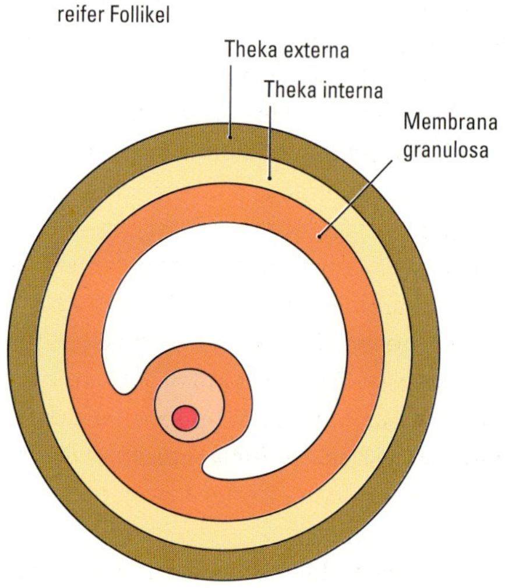

Abb. 37: Follikel *medi-learn.de/6-bc5-37*

Nach dem Eisprung (in der zweiten Zyklushälfte, der Lutealphase) produziert der Rest des Follikels als **Gelbkörper** das **Progesteron**. Im Falle einer Schwangerschaft übernimmt die Plazenta später die Gestagensynthese.
Bei der Frau schwankt der Spiegel der **Sexualhormone** im Blut also zyklusabhängig. Zu den zyklischen Effekten zählen ein **Aufbau** der

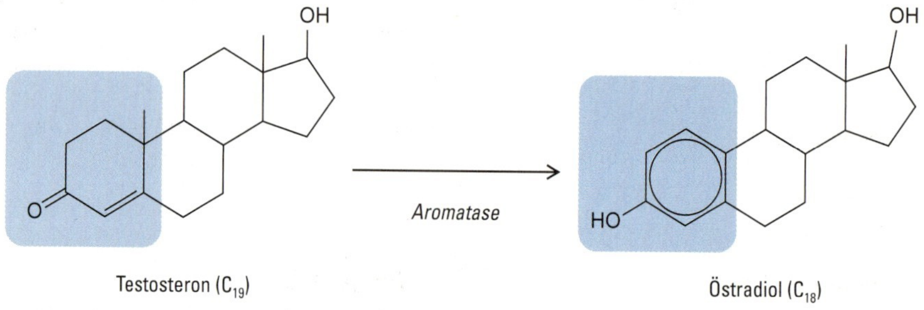

Testosteron (C_{19}) → Aromatase → Östradiol (C_{18})

Abb. 36: Aromatase *medi-learn.de/6-bc5-36*

Uterusschleimhaut mit **Wachstum** der Uterusmuskulatur. Die Östrogene dominieren dabei vor allem in der ersten Zyklushälfte.

Neben ihrem regulierenden Einfluss auf den Zyklus und eine eventuelle Schwangerschaft haben die Sexualhormone allerdings auch einige über längere Zeit anhaltende Wirkungen: Östradiol führt vor allem zum Wachstum der weiblichen Geschlechtsorgane wie Ovar, Uterus, Tube und Vagina. Außerdem fördert es die Ausprägung weiblicher Geschlechtsmerkmale und den typisch weiblichen Habitus. Zudem wirken die Östrogene stimulierend auf die Osteoblasten und führen so zum Knochenaufbau. Daher beugen sie einer Osteoporose vor, allerdings nur bis zu den Wechseljahren. Nach der Menopause kommt es zu einem Östrogenmangel, wodurch die Inzidenz für Osteoporose bei Frauen altersentsprechend höher ist als bei Männern.

Außer im Ovar werden Östrogene noch in der **Nebennierenrinde**, im **Fettgewebe** und in der Plazenta synthetisiert.

Das Progesteron hingegen wird vor allem in der zweiten Zyklushälfte gebildet. Dabei führt es zur Sekretionsphase der Uterusschleimhaut und zum Wachstum der Brustdrüsen. Zusätzlich erhöht es die Viskosität des Zervikalschleims und hebt die basale Körpertemperatur um 0,5–1 °C an (wird bei der Temperaturmethode zur Verhütung genutzt). Alles in allem schaffen die Gestagene als Schwangerschaftschutzhormone beste Voraussetzungen für die Einnistung und Weiterentwicklung eines Embryos.

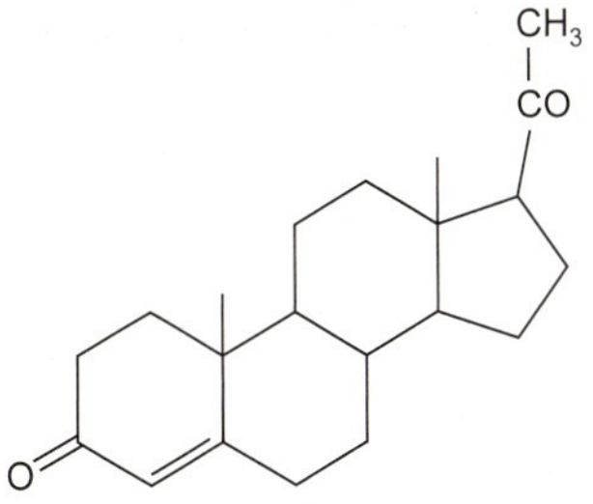

Abb. 38: Progesteron *medi-learn.de/6-bc5-38*

Der Transport des Progesterons im Plasma erfolgt gebunden an **Transcortin**.

Abgebaut und ausgeschieden werden die gestagenen und östrogenen Substanzen als Glucuronate, genau wie alle anderen Steroide (s. Synthese und Abbau der Steroidhormone, S. 43).

Übrigens ...
Das in der Plazenta synthetisierte Choriongonadotropin (HCG) erhält im Falle einer Schwangerschaft den Gelbkörper am Leben, bis die Progesteronproduktion von der fetoplazentären Einheit (Plazenta und Fetus) übernommen werden kann. Außerdem handelt es sich bei HCG um einen großen Auslöser von Freude oder Frust, denn es wird in den handelsüblichen Schwangerschaftstests nachgewiesen.

1.4.5 Hypothalamus-Hypophysen-Wachstumshormon-Achse

Wie unser Wissen wächst auch unser Körper ...

Struktur und Synthese

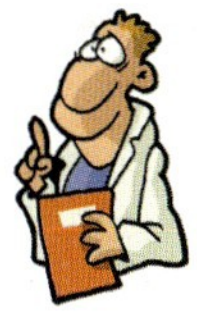

Das **GRH** stimuliert die Freisetzung des Wachstumshormons **STH (GH)**, **Somatostatin** (s. a. 1.8.3, S. 64) hemmt sie.

Liberin (RH)	Statin (IH)	Tropin	Hormone
Somatokrinin oder GRH (growth hormone releasing hormone)	Somatostatin	STH (somatotropes Hormon) oder GH (growth hormone)	IGF I und II (Insulin like growth factors) oder Somatomedine

Tab. 12: STH

Übrigens ...
Das unter dem Einfluss der beiden Peptide GRH und Somatostatin ausgeschüttete STH ist streng artspezifisch.

1 Biochemie der Hormone

Die basalen Spiegel der Wachstumshormone ändern sich im Laufe des Lebens: In der Kindheit und in der Pubertät wachsen wir besonders schnell, im Alter dagegen fast gar nicht mehr.

Daneben führen auch **Tiefschlaf, körperliche Belastung** und Hypoglykämien zu einer vermehrten Sekretion von Wachstumshormon. **Stress** hat ebenfalls einen regulatorischen Einfluss (z. B. können Kinder unter miserablen psychosozialen Bedingungen ihr Wachstum zeitweise einstellen).

Das Wachstumshormon wirkt vor allem auf die **Leber**, wo daraufhin die **Somatomedine** produziert werden (**hepatotrope** Wirkung). Daneben werden aber auch eigene Wirkungen des Wachstumshormons diskutiert. Als Somatomedine gelten die **IGFs** (Insulin Like Growth Factors) I und II. Bei ihnen handelt es sich um einkettige Polypeptide, die unter STH-Einfluss in den Hepatozyten produziert werden. **Strukturell** (nicht unbedingt in der Wirkung, vgl. Wirkungen des Insulins ab S. 19) ähneln sie dem Insulin, daher auch der Name.

Wirkungen des Wachstumshormons

Das STH und die IGFs führen gemeinsam zum **Wachstum**. Da sie vor allem das Wachstum von Knorpel, Knochen und Muskulatur fördern, gehören STH und IGFs zu den **anabolen Substanzen**. Daneben erhöhen sie langfristig den **Blutzuckerspiegel**, was im Schriftlichen schon öfters gefragt wurde.

Pathobiochemie des Wachstumshormons

Kommt es – z. B. durch einen Tumor der Hypophyse – zu einer Überproduktion von STH vor dem Schluss der Wachstumsfugen, so führt dies zu **Riesenwuchs**. Da nach dem Schluss der Wachstumsfugen kein Längenwachstum der meisten Knochen mehr möglich ist, kommt es im Falle einer Überproduktion durch das Wachstum einiger Knochenendglieder (Kinn, Nase, Augenwülste, Hände, Füße) zum Krankheitsbild der **Akromegalie**.

DAS BRINGT PUNKTE

Es ist auf keinen Fall relevant für das schriftliche Physikum, die Struktur der **Steroidhormone** auswendig zu lernen. Präge dir dafür besser die **Synthesewege** (s. Abb. 31, S. 44) ein und behalte Folgendes:
- Das Ringsystem des Cholesterins hat 27 C-Atome.
- Pregnenolon und Progesteron sind die Vorstufen der klassischen Steroidhormone. Durch Cytochrom P450-Enzyme werden an ihnen verschiedene NADPH-abhängige Oxidationen durchgeführt.
- Die Hormone der Nebennierenrinde sind an C11 hydroxyliert.
- Steroide werden im Rahmen der Biotransformation in der Leber abgebaut.

Hier einige zusammenfassende Worte zu den **Glucocorticoiden**. Merke dir bitte folgendes:
- Cortisol ist ein Steroidhormon, das im Blut mit Transcortin transportiert wird.
- Seine Freisetzung aus den Zellen der Nebennierenrinde erfolgt unter ACTH-Stimulation.
- ACTH wird aus POMC gebildet.
- Aus POMC entstehen außerdem:
  - β-Endorphin,
  - β-Lipotropin und
  - α-MSH.
- Wirkt ACTH auf seine Zielzellen, wird eine Esterase aktiviert, die Cholesterol aus intrazellulären Vesikeln freisetzt. Damit sind vermehrt Substrate für die Steroidhormonsynthese vorhanden.
- Cortisol stimuliert die Gluconeogenese, beschleunigt die Glykogensynthese, induziert Aminotransferasen in der Muskulatur und erhöht die Lipaseaktivität im Fettgewebe. (Hier werden also Gluconeogenese und Glykogensynthese gleichzeitig aktiviert!)
- Die Glucocorticoide wirken immunsuppressiv = sie hemmen z. B. die COX und die PL A_2.

Männlein und Weiblein aufgepasst, hier kommen die absoluten Essentials der **Geschlechtshormone**:
- Die Sexualhormone sind Steroidhormone.
- Die Geschlechtshormone existieren bei Frau und Mann in unterschiedlichen Konzentrationen.
- Testosteron entsteht unter LH-Einfluss in den Leydig-Zellen des Hodens, ist für die Ausprägung der männlichen Eigenschaften verantwortlich und ein Anabolikum. Durch eine 5α-Reduktase wird Testosteron in das wirksamere 5-Dihydrotestosteron umgewandelt.
- Östradiol entsteht mit Hilfe der Aromatase aus androgenen Vorstufen im reifenden Follikel (Granulosazellen). Es wird als DAS weibliche Geschlechtshormon bezeichnet.
- Das Schwangerschaftsschutzhormon Progesteron dominiert die zweite Zyklushälfte (denk an die Basaltemperatur und den Zervixschleim ...).

Die Fragen zum **STH** waren bis jetzt sehr spärlich vertreten, deshalb auch hier nur ganz kurz:
- Unter Einfluss des Wachstumshormons werden in der Leber IGFs produziert. Diese regen zusammen mit dem STH verschiedene Gewebe wie Muskulatur, Knorpel und Knochen zum Wachstum an.

FÜRS MÜNDLICHE

Jetzt bist du wieder einen Schritt weiter und kannst mit den Fragen zu den vorherigen beiden Kapiteln dein Wissen überprüfen.

1. Erläutern Sie bitte, welche Rolle Cholesterin im kommunikativen Zellstoffwechsel spielt.

2. Wie findet unter einem Hormonsignal eine vermehrte Steroidhormonsynthese statt? Erläutern Sie das bitte am Beispiel ACTH.

3. Geben Sie bitte einen Überblick über die Steroidhormonsynthese.

4. Warum haben Ihrer Meinung nach Patienten mit einer Nebenniereninsuffizienz eine deutlich braune Hautfarbe?

5. Wie würden Sie die Wirkungen der Glucocorticoide allgemein beschreiben?

6. Zu welcher Tageszeit würden Sie Ihrem Patienten seine Glucocorticoid-Medikation geben? Warum?

7. Geben Sie mir bitte einen groben Überblick über die Geschlechtshormone.

8. Erläutern Sie bitte, wie männliche und weibliche Geschlechtshormone zusammen hängen.

9. Was hat Wachstum Ihrer Meinung nach mit der Leber zu tun?

1. Erläutern Sie bitte, welche Rolle Cholesterin im kommunikativen Zellstoffwechsel spielt.
Cholesterin bildet das Grundgerüst für alle Steroidhormone. In den Steroidhormon-produzierenden Zellen wird es als Cholesterolester innerhalb intrazellulärer Vesikel gespeichert. Außerdem kann es im Rahmen der Cholesterolbiosynthese hergestellt oder durch LDL-Internalisierung aufgenommen werden. Cholesterin durchläuft einige durch Cytochrom P450-Enzyme katalysierte Hydroxylierungen, Dehydrierungen und Spaltungen auf dem Weg zu den aktiven Hormonen.

2. Wie findet unter einem Hormonsignal eine vermehrte Steroidhormonsynthese statt? Erläutern Sie das bitte am Beispiel ACTH.
ACTH aktiviert ein G_s-Protein, dieses stimuliert die Adenylatcyclase, es entsteht vermehrt cAMP. cAMP aktiviert die PK A, diese phosphoryliert und aktiviert eine Cholesterolesterase, welche Cholesterol aus den intrazellulär gespeicherten Cholesterolestern freisetzt. Nun kann die Zelle mit dem Cholesterin arbeiten und daraus Hormone herstellen.

3. Geben Sie bitte einen Überblick über die Steroidhormonsynthese.
Vorstufe aller klassischen Steroidhormone ist das aus Cholesterin (27 C-Atome) gebildete Pregnenolon (21 C-Atome), aus diesem kann Progesteron (21 C-Atome) entstehen. Nun entscheidet sich – je nach Enzymsatz der Zelle – in welche Richtung die Synthese weitergeführt wird. In der Nebennierenrinde werden Gluco- und Mineralocorticoide (beide haben 21 C-Atome) gebildet. Dabei wird unter anderem eine Hydroxylgruppe an C11 eingeführt. Werden allerdings Geschlechtshormone synthetisiert, führt der Weg vom Progesteron zum Testosteron (19 C-Atome) und dann zum Östradiol (18 C-Atome). Eine kleine Besonderheit liegt beim Calcitriol vor. Dieses Molekül wird auch als Secosteroid bezeichnet, da das Ringsystem photochemisch aufgespalten wurde (s. Abb. 52, S. 78 zum Calcitriol).

FÜRS MÜNDLICHE

4. Warum haben Ihrer Meinung nach Patienten mit einer Nebenniereninsuffizienz eine deutlich braune Hautfarbe?
Sollte die Nebenniere z. B. durch Autoimmunprozesse zerstört werden, kommt es unter anderem zu einer deutlichen Zunahme der Pigmentierung der Haut. Weil die periphere Rückkopplung zum Hypothalamus und zur Hypophyse fehlt, entsteht nämlich vermehrt ACTH aus POMC; dabei fällt natürlich auch deutlich mehr α-MSH an. Dieses stimuliert die Melanozyten, sie erhöhen die Melaninproduktion und die Haut wird dunkler.

5. Wie würden Sie die Wirkungen der Glucocorticoide allgemein beschreiben?
Glucocorticoide bewirken einen peripheren Abbau von Muskelproteinen und Speicherfetten. Dadurch gelangen deutlich mehr Aminosäuren, Glycerin und Fettsäuren in die Leber als ohne Glucocorticoidwirkung. Die Leber benutzt die vermehrt angeschwemmten Substrate für eine gesteigerte Glykogensynthese und Gluconeogenese.
Weiterhin handelt es sich bei den Glucocorticoiden um antiinflammatorische Stoffe, die auch therapeutisch eingesetzt werden.

6. Zu welcher Tageszeit würden Sie Ihrem Patienten seine Glucocorticoid-Medikation geben? Warum?
Aufgrund des zirkadianen Rhythmus, den die CRH- und ACTH-Sekretionskurven (Cortisol-Spitzenwert um 9 Uhr) aufweisen, hat es sich eingebürgert, einem Patienten unter ständiger Glucocorticoid-Medikation immer morgens einen Großteil der Gesamtdosis zu verabreichen.

7. Geben Sie mir bitte einen groben Überblick über die Geschlechtshormone.
LH und FSH regulieren die Synthese der Sexualhormone.
– Beim Mann wirkt LH auf die Leydig-Zellen und FSH auf die Sertoli-Zellen im Hoden. Im Zusammenspiel entstehen die reifen Spermien, und das produzierte Testosteron führt zur Ausprägung der männlichen Geschlechtsmerkmale.
– Bei der Frau reguliert FSH den Aromatasebesatz der Granulosazellen; in den Theca Zellen produzierte Androgene werden dadurch zu weiblichen Geschlechtshormonen. Progesteron entsteht im Corpus luteum und in der Plazenta.

8. Erläutern Sie bitte, wie männliche und weibliche Geschlechtshormone zusammen hängen.
Durch das Enzym Aromatase kann Testosteron in Östradiol umgewandelt werden. Das wird von den Granulosazellen der weiblichen Follikel genutzt, um Östrogene herzustellen. Aus männlichen Sexualhormonen können also weibliche entstehen. Übrigens existiert die Aromatase auch beim Mann, z. B. im Fettgewebe.

9. Was hat Wachstum Ihrer Meinung nach mit der Leber zu tun?
Die Leber produziert unter der Regulation von STH (Sekretionsreize unter anderem Hypoglykämie und körperliche Anstrengung) die wachstumsvermittelnden Substanzen IGF I und II. Diese werden als Somatomedine bezeichnet. Sie wirken blutzuckersteigernd. Alle Substanzen zusammen wirken auf das Körperwachstum. Auch STH kann zum Doping benutzt werden.

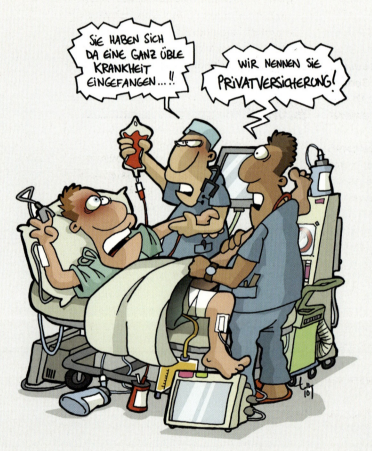

Pause

Zeit für eine kurze Pause!

1.5 Hormone der Neurohypophyse

1.5 Hormone der Neurohypophyse

Die zwei Hormone des Hypophysenhinterlappens sind sich strukturell sehr ähnlich. Sie unterscheiden sich nur in zwei ihrer neun Aminosäuren. Anders als bei den Hormonen der Adenohypophyse erfolgt ihre Synthese in Kernen des **Hypothalamus**. Der Transport in den Hypophysenhinterlappen findet dann **axonal** – gekoppelt an Neurophysin – statt.

1.5.1 Adiuretin (ADH = Vasopressin)

Wichtigster Reiz zur Sekretion von ADH aus der Neurohypophyse ist ein Anstieg der **Serumosmolarität**, also quasi eine Eindickung des Blutes. Gemessen wird diese über Osmorezeptoren im ZNS.
Das freigesetzte ADH wirkt **blutdrucksteigernd** und fördert die **Wasserrückresorption** in der Niere. Dafür kann das extrem kurzlebige Vasopressin zwei unterschiedliche Rezeptoren (G-Protein-assoziiert) benutzen:

- Der V_1-Rezeptor führt über einen **Anstieg des IP$_3$** in der glatten Muskulatur der Gefäße zu einem Ca^{2+}-Anstieg und damit zur **Kontraktion** sowie einem Anstieg des peripheren Widerstands.
- Im **distalen Tubulus** und in den **Sammelrohren** der Niere existiert der V_2-Rezeptor. Er aktiviert die **Adenylatcyclase** und bewirkt über die erhöhte cAMP-Konzentration einen vermehrten Einbau von **Aquaporinen** (Wasserkanälchen) in das Epithel. Dadurch wird vermehrt Wasser aus dem Filtrat resorbiert.

Bei ADH-Mangel können bis zu 25 Liter Harn am Tag ausgeschieden werden (Diabetes insipidus).

> **Merke!**
>
> ADH sorgt für unseren Wasserhaushalt:
> - Vermehrte ADH-Sekretion führt zu einer **verringerten Ausscheidung von Wasser**, überwiegend durch den Einbau von Aquaporinen im Tubulusepithel der Niere. Außerdem kommt es zu einer **Gefäßkontraktion**, wodurch der Blutdruck steigt.

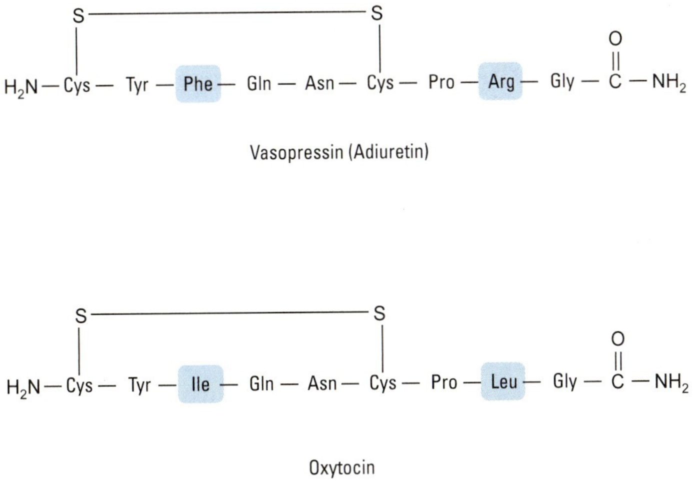

Abb. 39: Struktur der Hinterlappenhormone

medi-learn.de/6-bc5-39

1 Biochemie der Hormone

1.5.2 Oxytocin

Oxytocin wirkt bei Frauen **kontrahierend** auf die glatte Muskulatur von **Uterus** und **Brustdrüsen**. Dadurch kommt es zur Wehentätigkeit und Milchejektion. Vorsicht Falle: Oxytocin führt nur zur Ejektion, also zum **Austreiben** der Milch in die Milchgänge. Die Milch**produktion** wird durch **Prolaktin** geregelt.

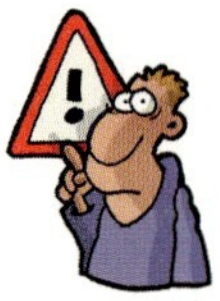

Die Sekretionsreize zur Oxytocinausschüttung sind Wehen und das Saugen an den Mamillen.

1.6 Elektrolyt- und Wasserhaushalt

Seit wir den Urschleim und das Wasser verlassen haben, um uns zu Landlebewesen zu entwickeln, ist es für uns von immenser Bedeutung, einen genau regulierten Wasserhaushalt zu besitzen. Allerlei Mechanismen sorgen dabei für gleichbleibende Elektrolytkonzentrationen mit entsprechender Wassermenge und Blutdruck. Die physikumsrelevanten unter ihnen werden nachstehend besprochen.

1.6.1 Renin-Angiotensin-Aldosteron-System (RAAS)

Vielleicht solltest du jetzt nochmal kurz einen Espresso einwerfen (natürlich mit einem Glas Wasser, sonst bringst du den Flüssigkeitshaushalt durcheinander). Hier gibt's nämlich einige Punkte fürs Schriftliche zu holen und das nicht nur in der Biochemie, sondern auch in der Physiologie.

Renin-Angiotensin

Das Wichtigste am Renin ist, dass es **KEIN Hormon ist, sondern ein Enzym**. Genauer gesagt handelt es sich beim Renin nämlich um eine **Endopeptidase (Protease)**, was auch im Schriftlichen bereits gefragt wurde. Gebildet wird Renin in den juxtaglomerulären Zellen der **Niere**, seine **Sekretion ins Blut findet bei Blutdruckabfall, Natriummangel** und unter Stimulation des Sympathikus (β$_1$-Rezeptoren) statt. Die Reninausschüttung erfolgt also in einem hypotonen und/oder hyponatriämischen Zustand (da Natrium bei renaler Resorption Wasser mitzieht, hängen beide ja auch eng zusammen). Im **Blut** spaltet Renin vom **Angiotensinogen** – einem in der Leber synthetisierten Glykoprotein – das **Dekapeptid Angiotensin I** ab (auch das ist relevant fürs Schriftliche). Das aus dem Angiotensinogen entstandene Angiotensin I wird dann durch eine weitere, endothelständige Protease in der Lunge (**A**ngiotensin **C**onverting **E**nzyme oder kurz: ACE) zu **Angiotensin II** gespalten. Beim Angiotensin II handelt es sich um das erste **aktive** Peptid in diesem System. Es besteht aus **acht Aminosäuren** (wichtig!) und bindet an den AT-Rezeptor. Seine Wirkungen sind

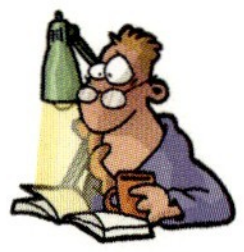

- eine **Konstriktion** von Arteriolen und damit ein sehr effektiver **Blutdruckanstieg**,
- vermehrtes **Durstgefühl** und
- ein Anstieg der **Aldosteronsekretion** aus der Nebennierenrinde.

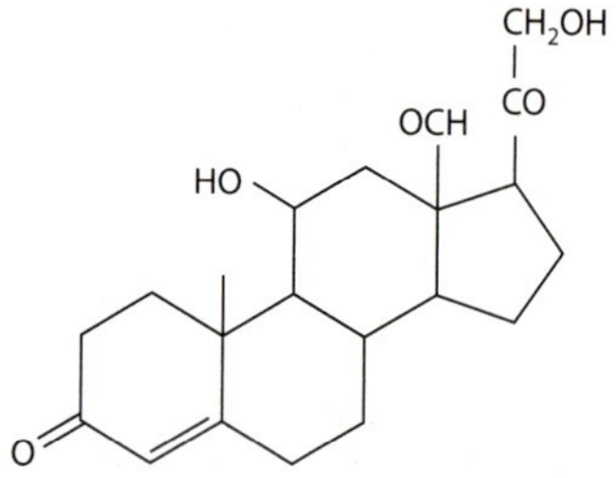

Aldosteron (C$_{21}$)

Abb. 40: Aldosteron *medi-learn.de/6-bc5-40*

Aldosteron

Mit dem Aldosteron steht dir das letzte lipophile Steroidhormon der Nebennierenrinde bevor. Seine Herstellung aus Cholesterin (s. 1.4.2, S. 43) findet in der Zona glomerulosa der Nebennierenrinde statt. Seinen Namen erhielt es aufgrund der Aldehydgruppe an C18.

1.6.1 Renin-Angiotensin-Aldosteron-System (RAAS)

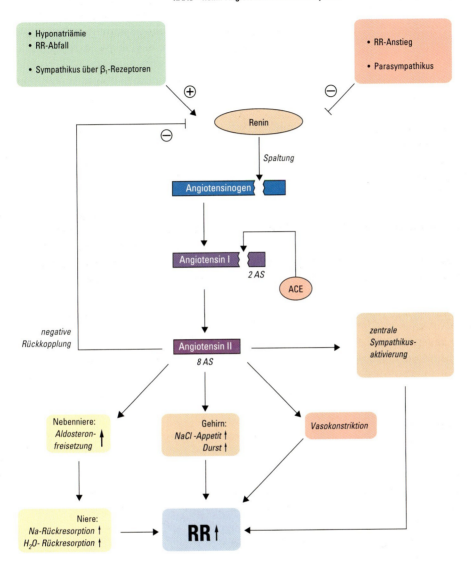

Abb. 41: RAAS

Unter physiologischen Bedingungen bildet **Angiotensin II** den größten Anreiz für die Freisetzung von Aldosteron. Weiterhin wirken ein **Abfall** der **Na⁺-Konzentration** und ein **Anstieg des K⁺-Spiegels** sekretionsfördernd.
Wird Aldosteron ausgeschüttet, synthetisieren die Nierenzellen im distalen Tubulus und im Sammelrohr verstärkt einen **Na⁺-Kanal** und die **Na⁺/K⁺-ATPase**, wodurch die **Rückresorption** von Natrium gefördert wird:
– Der Natriumspiegel steigt im Blut, der Kaliumspiegel sinkt reaktiv (zum Erhalt der Elektroneutralität scheidet die Niere vermehrt Kalium aus).
– Durch die vermehrte Natriumrückresorption wird osmotisch Wasser mitgezogen und der **Blutdruck steigt**.

1 Biochemie der Hormone

Übrigens ...
Das RAAS ist oft pathologisch bei Hypertonikern. Deshalb eignen sich ACE-Hemmstoffe besonders gut zur Therapie.

1.6.2 Atriales natriuretisches Peptid (ANP)

Das ANP ist ein Peptidhormon, das hauptsächlich im rechten Vorhof des Herzens gebildet und gespeichert wird. Dort hat es quasi den direkten Draht zum Füllungszustand der Gefäße. Bei **verstärkter Vorhofdehnung** schütten die myoendokrinen Zellen vermehrt ANP aus. Wie bei den Guanylatcyclasen auf S. 12 bereits erwähnt, bindet ANP an die membranständige Guanylatcyclase (GTP → cGMP). Das dadurch entstehende cGMP ist ein starker genereller **Vasodilatator**. Speziell durch die Weitstellung der renalen Gefäße erhöht ANP so die **glomeruläre Filtrationsrate** (GFR) und damit die Wasser- und Natriumausscheidung, ist

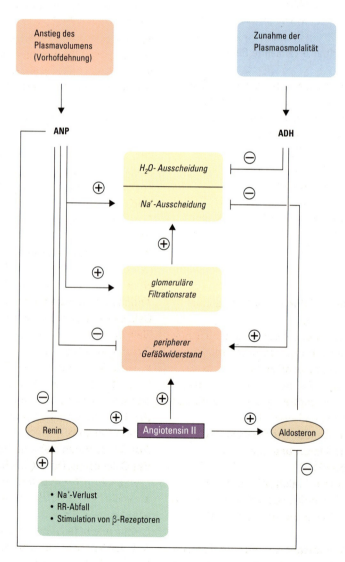

Abb. 42: Übersicht Elektrolyte

also ein Gegenspieler zum RAAS. Dies zeigt sich auch auf anderen Wirkebenen: z. B. hemmt es die Aldosteron- und Reninsekretion. Letztendlich **verringert** sich damit der **Füllungszustand** der Gefäße, und der Sekretionsreiz für ANP entfällt.

> **Merke!**
>
> Die Regulation des Elektrolyt- und Wasserhaushalts erfolgt durch ADH (s. 1.5.1, S. 57) und die beiden Gegenspieler RAAS und ANP.
> - ADH fördert als Hypophysenhinterlappen-Hormon die renale Wasserresorption und ermöglicht damit eine vermehrte Rückführung von Wasser.
> - Das RAAS wirkt blutdrucksteigernd u. a. über die Vasokonstriktion und die vermehrte Aldosteronfreisetzung durch Angiotensin II, da Aldosteron die Natriumrückresorption erhöht. Angeregt wird das System von einem Blutdruckabfall, einem Natriumverlust und/oder durch Stimulation des Sympathikus.
> - Entgegengesetzte Effekte werden von ANP vermittelt. Es senkt den Blutdruck über eine Vasodilatation und erhöht die GFR und damit die Natrium- und Wasserausscheidung.

1.7 Calcium- und Phosphatstoffwechsel

Calcium ist von immenser Bedeutung im Stoffwechsel des Menschen. Zusammen mit Phosphat wird es hauptsächlich für den Aufbau von Knochen und Zähnen benötigt. Zusätzlich nimmt es eine zentrale Rolle in der Regulation zellulärer Funktionen ein.

Deshalb ist der Calciumstoffwechsel äußerst genau reguliert. Daran beteiligt sind
- **Parathormon (PTH)**,
- **Thyreocalcitonin (Calcitonin)** und
- **1,25-Dihydroxycholecalciferol** (Calcitriol, die biologisch aktive Form des Vitamin D).

Das Polypeptid Parathormon wird in den Epithelkörperchen (Nebenschilddrüsen) gebildet. Seine Sekretion erfolgt in strenger Abhängigkeit vom Plasma-Calcium: **Je niedriger** der **Calciumspiegel**, desto **höher** die Synthese des **Parathormons**.

Der Rezeptor für das Parathormon ist G_s-Protein-assoziiert (s. Abb. 5, S. 7).

Die Synthese des **Thyreocalcitonins** findet in den parafollikulären C-Zellen der Schilddrüse statt, was sich auch am Namen zeigt. Auch hier ist – wie beim Parathormon – die Sekretion vom Calciumspiegel abhängig: Jede **Erhöhung** des **Calciumspiegels** führt zu einer **vermehrten Ausschüttung** von Thyreocalcitonin.

Das 1,25-$(OH)_2$-Cholecalciferol nimmt eine Sonderrolle ein. Man kann es zum einen als die aktive Form des Vitamin D bezeichnen, zum anderen gilt es aber nicht als „echtes" Vitamin, da es vom Körper mit Hilfe von Sonnenlicht selbst gebildet werden kann (s. 2.1.2, S. 77). Darüber hinaus hat es die Eigenschaften eines lipophilen Hormons mit intrazellulärem Rezeptor und einer hohen Plasmaeiweißbindung. Bei ausreichender Versorgung mit UV-Licht ist es also eher ein Hormon als ein Vitamin ...

Nach dieser kurzen Übersicht kommt jetzt das Zusammenspiel dieser drei Hormone einmal genauer.

Parathormon und Calcitonin sind direkte Gegenspieler. Während das Parathormon **Calcium parat stellt**, indem **Calcium** aus dem Knochen **mobilisiert** und die Aufnahme von Calcium aus dem renalen Filtrat und aus der Nahrung stimuliert wird, senkt Calcitonin den Plasmacalciumspiegel.

Weitere Maßnahmen des Parathormons sind eine **Steigerung** der **Phosphatausscheidung**, damit sich keine Calcium-Phosphat-Steine bilden können, und die Stimulation der Synthese von Calcitriol.

Auf der anderen Seite stehen die Wirkungen des Calcitonins. Durch eine Stimulation von osteoblastären **Knochenaufbauprozessen**, durch eine gesteigerte Calciumdiurese und durch eine verlangsamte intestinale Motilität wird Calcium aus dem Blut beseitigt bzw. weniger aus der Nahrung resorbiert.

Essenzielle Wirkung des Calcitriols ist die Induktion des Calbindins, einem für die Calcium-

1 Biochemie der Hormone

Hormon	Wirkung auf Knochen	Wirkung auf Niere	Wirkung auf Dünndarm	Fazit
Parathormon (PTH)	Mobilisation von Ca^{2+} aus dem Knochen durch Osteoklastenaktivierung	– vermehrte Reabsorption von Calcium – Phosphatausscheidung – vermehrte Bildung von 1,25-$(OH)_2$-Cholecalciferol	Stimulation von Calcium und Magnesium-Aufnahme	– Plasmacalcium ↑ – Plasmaphosphat ↓ – Knochenabbau – Calcitriol ↑
Thyreocalcitonin (Calcitonin)	Stimulation von Osteoblasten, Anbauprozesse	Calciumdiurese	Verlangsamung der intestinalen Motilität, deshalb langsamere Resorption von Calcium	– Plasmacalcium ↓ – Knochenaufbau – Darm langsamer
1,25-$(OH)_2$-Cholecalciferol (Calcitriol)	Förderung der Mineralisation des Knochens	bessere Resorption von Calcium und Phosphat	Stimulation der Calcium-Aufnahme durch Synthese eines Ca^{2+}-bindenden Darmproteins (Calbindin)	– Calciumaufnahme aus dem Darm ↑ – Calciumausscheidung aus der Niere ↓ – Regulation des Mineralisationzustandes des Knochens

Tab. 13: Calciumstoffwechsel

aufnahme aus der Nahrung unerlässlichen Darmprotein. Diese Eigenschaft weiß das Parathormon zu nutzen: Die **Synthese von Calcitriol** wird nämlich durch das Parathormon beschleunigt (prüfungsrelevant!, s. 2.1.2, S. 77). Mit Hilfe des Calcitriols kann also vermehrt Calcium aus dem Darm aufgenommen werden. Auch in der Niere wird Calcium, diesmal aber auch Phosphat, besser resorbiert.
Nicht zu vernachlässigen ist die Wirkung des aktiven Vitamin D auf den Knochen. Es ist immens wichtig für die **Mineralisation** des Knochens, also für den Einbau von Calcium und Phosphat in die Knochenmatrix. Im Zustand einer Vitamin-D-Hypovitaminose kommt es daher bei Erwachsenen zu Knochenerweichungen (Osteomalazie) und bei Kindern zu schweren Mineralisationsstörungen des Knochengerüsts (Rachitis, s. 2.1.2, S. 77). Paradoxerweise führen auch zu hohe Konzentrationen von Calcitriol zu einer massiven Entkalkung des Knochens. Zusammengefasst ist eine zentrale Aufgabe des 1,25-$(OH)_2$-Cholecalciferols im Knochen also die Regulation des Mineralisationszustands.

1.8 Gewebshormone, Mediatoren

Die Gewebshormone stellen eine sehr vielfältige Stoffgruppe dar, die wohl das Rückgrat des „Zellgeflüsters" bildet. Hierzu gehören neben den Prostaglandinen, den Leukotrienen, dem Histamin und dem Serotonin auch die Hormone des gastrointestinalen APUD-Systems u. v. m. Gemeinsam sind ihnen ihre vielfältigen Wirkungen und diversen Syntheseorte.

1.8.1 Histamin

Histamin entsteht aus Histidin durch eine PALP-abhängige Decarboxylierung. Als Aminosäurederivat kommt es vor allem in **Mastzellen** und basophilen Granulozyten vor.

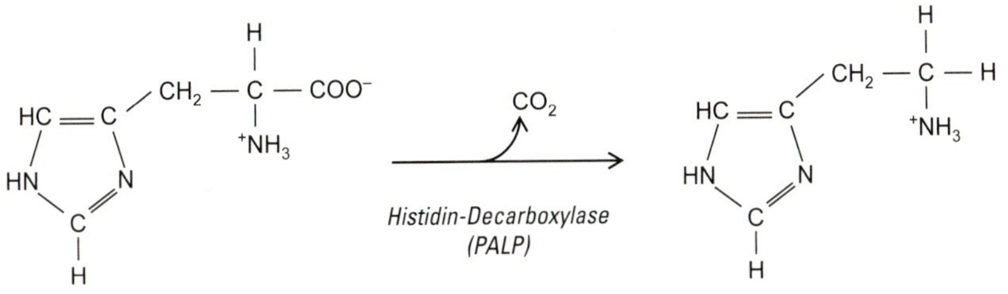

1.8.2 Serotonin (5-HT)

Abb. 43: Histaminsynthese

medi-learn.de/6-bc5-43

Es gibt zwei Rezeptoren für Histamin:
- Der **H₁-Rezeptor** führt zu einer **Konstriktion** der glatten Muskulatur in Lunge und Darm, aber auch zu einer **Vasodilatation** in den Gefäßen. Kommt es durch eine IgE-vermittelte allergische Reaktion zu einer Degranulierung von Mastzellen, wird auch Histamin frei. Dabei wird, neben der **lokalen Rötung**, auch die **Bronchokonstriktion** und die **Hypotonie** durch die H₁-Bindung ausgelöst.
- Der **H₂-Rezeptor** wird in den **Belegzellen** des Magens exprimiert. Unter Histaminwirkung erfolgt darüber eine vermehrte **Säuresekretion**.

Übrigens ...
- Die durch IgE vermittelte allergische Reaktion kann sich bis zum anaphylaktischen Schock aufschaukeln, der akut lebensbedrohlich ist.
- Histamin spielt aber auch in weniger akuten Situationen eine Rolle: Alle Leser mit Heuschnupfen werden sicherlich jedes Frühjahr und im Sommer erneut hoffen, von der vermehrten Histaminsekretion durch Pollenflug verschont zu bleiben.
- Leichte allergische Reaktionen können durch H₁-Rezeptor-Blocker (z. B. Fenistil) bekämpft werden.

1.8.2 Serotonin (5-HT)

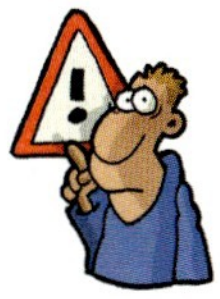

Serotonin wird aus **Tryptophan** gebildet, nicht aus Serin oder ähnlichen im Physikum gerne mal vorgestellten Wortspielen. Eine Hydroxylierung am C5 (5-Hydroxytryptophan) und eine PALP-abhängige Decarboxylierung (5-Hydroxytryptamin) schaffen dabei aus der proteinogenen Aminosäure das Gewebshormon/den Neurotransmitter. 5-HT kommt vor in
- **Thrombozyten** (elektronendichte Granula),
- **enterochromaffinen Zellen** des Magen-Darm-Trakts und
- im **ZNS** als Neurotransmitter.

Serotonin hat vielfältige Effekte. Vermittelt werden sie über die 5-HT-Rezeptoren, von denen diverse Subtypen existieren. Erwähnenswert ist z. B. die Funktion des Serotonins als **Glückshormon** im ZNS. Auf der anderen Seite stimuliert es aber auch weniger glückselige Zustände wie das **Erbrechen**. Weiterhin führt Serotonin bei Sekretion durch Thrombozyten zu einer **Vasokonstriktion** und **Plättchenaktivierung** und fördert im Magen-Darm-Trakt die
Motilität sowie die Flüssigkeitsresorption im Darm. Der Abbau von Serotonin erfolgt mit Hilfe von **MAO** (**M**ono**A**mino**O**xidase) in zwei Schritten zu **5-Hydroxyindolacetat** (eine ab und zu mal eingestreute Richtigaussage im Schriftlichen).

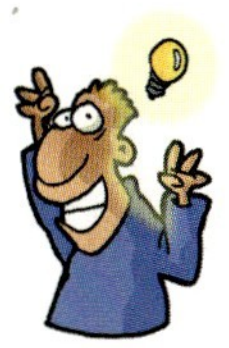

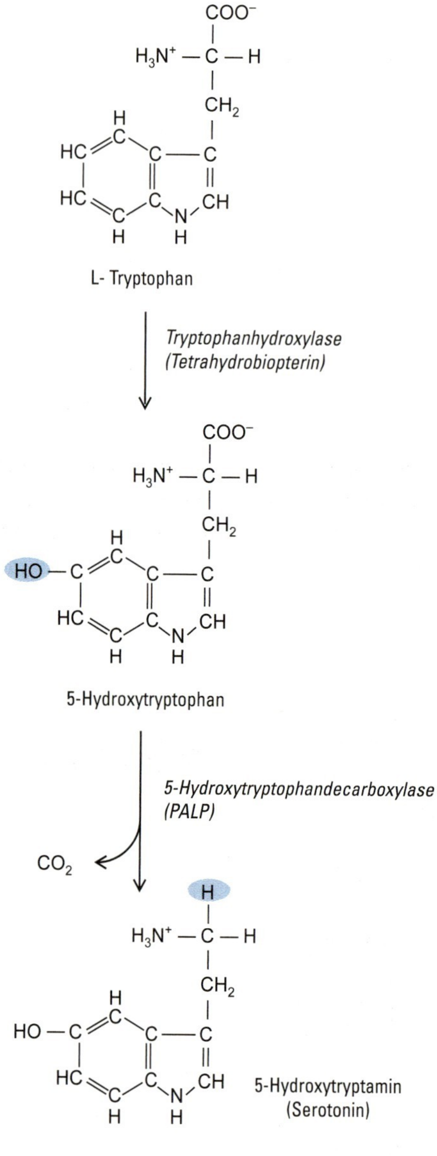

1 Biochemie der Hormone

Abb. 44: 5-HT-Synthese *medi-learn.de/6-bc5-44*

1.8.3 Somatostatin

Das Somatostatin ist dir in diesem Skript schon öfter über den Weg gelaufen (s. Tab. 8, S. 34, Tab. 12, S. 51). Seinen Namen verdankt es seinem Gegenspieler, dem Somatotropin (s. Tab. 12, S. 51). Es ist aus 14 Aminosäuren aufgebaut und wird im Hypothalamus, den δ-Zellen des Pankreas und in der Schleimhaut von Magen und Dünndarm produziert.
Überall dort, wo es auftaucht, ist es ein **Hemmpeptid**: Es hemmt die Sekretion von STH, TSH, Insulin, Glukagon und Gastrin. Dabei wirkt es **parakrin** (z. B. im Pankreas und Magen-Darm-Trakt) und **endokrin** (Hypothalamus zu Hypophyse).

1.8.4 NO (Stickstoffmonoxid)

Das NO ist ein sehr labiles, **kurzlebiges** Radikal; seine Halbwertszeit beträgt nur wenige **Sekunden** (nicht etwa Minuten, wie hin und wieder in den Fragen behauptet wurde). Gebildet wird es hauptsächlich in **Endothelzellen**, aktivierten **Makrophagen** und Nervenzellen. Aufgrund seiner Kurzlebigkeit kann es nicht gespeichert werden, sondern wird direkt freigesetzt.
Stickstoffmonoxid wird mit Hilfe der NO-Synthase (NOS) unter Sauerstoff- und NADPH-Verbrauch aus **Arginin** gebildet. Durch seine Struktur kann es die Zellmembran der Ursprungszelle verlassen und auf die Nachbarzellen (Gefäßmuskelzellen, Herzmuskelzellen, Thrombozyten, Nervenzellen) wirken. Dabei spielt ein besonderes Protein eine wichtige Rolle: die **lösliche Guanylatcyclase**. Sie bildet unter NO-Stimulation aus GTP cGMP, den Second messenger des NO. Es vermittelt z. B. **Vasodilatation, verminderte Herzarbeit** und eine **Hemmung der Thrombozytenaggregation**. Daneben solltest du noch wissen, dass NO in Nervenzellen ein Neurotransmitter ist und von Makrophagen in hohen und damit zytotoxischen Konzentrationen gebildet wird.

1.8.5 Eicosanoide

Am Ende des Hormonteils lauert noch einmal ein kleines, aber feines Sachgebiet. Wenn das noch in den Kopf reingeht, sind dir wieder ein paar Punkte mehr gesichert.
Alle Eicosanoide entstehen aus der **Arachidonsäure**, einer vierfach ungesättigten Fettsäure mit 20 C-Atomen. Diese muss zuvor allerdings aus arachidonsäurehaltigen Membranlipiden

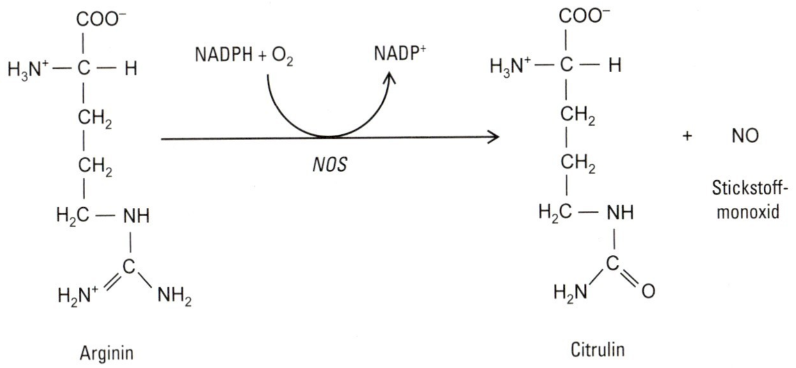

Abb. 45: NO-Synthese

medi-learn.de/6-bc5-45

herausgelöst werden. Das Enzym, das diesen Schritt katalysiert, heißt **Phospholipase A_2**. Für die Arachidonsäure ergeben sich nun zwei Möglichkeiten (entweder, oder ...):

- Zum einen kann sie durch **Zyklisierung** und **Oxidation** durch die **Cyclooxygenase** (COX) zu einem zyklischen Eicosanoid verändert werden,

Abb. 46: Eicosanoide

medi-learn.de/6-bc5-46

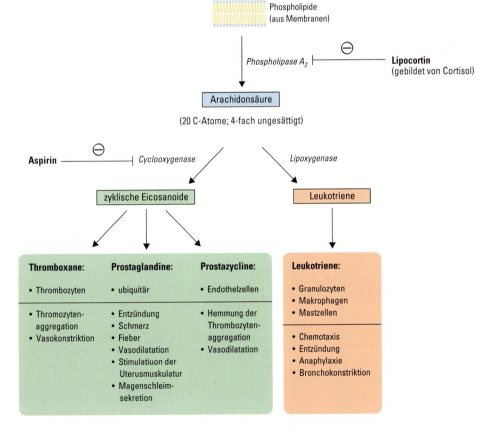

1 Biochemie der Hormone

– die alternative Modifikation durch die **Lipoxygenase** lässt eine Gruppe nicht-zyklischer Verbindungen mit drei konjugierten Doppelbindungen entstehen, die Leukotriene.

Leukotriene sind größtenteils Mediatoren von **Entzündungsreaktionen** und als solche z. B. fähig, weiße Blutkörperchen anzulocken. Außerdem gehören sie zu den stärksten bekannten **Bronchokonstriktoren**. Wissenswert ist noch, dass Leukotriene manchmal auch Peptidketten beinhalten können: das Leukotrien C4 enthält z. B. **Glutathion**, eine sehr gern gefragte Tatsache ...

Zu den zyklischen Verbindungen gehören die Prostaglandine, deren gemeinsame Muttersubstanz das – durch die COX entstandene – Prostaglandin H$_2$ ist. Wichtige Vertreter sind die Thromboxane und die Prostacycline, die häufig als eigene Gruppen angesehen werden. Die Wirkungen der Eicosanoide sind, wie das obige Schema zeigt, sehr vielfältig und widersprechen sich teilweise. Davon solltest du dir unbedingt den **plättchenaktivierenden, vasokonstriktiven** Effekt des **Thromboxans** und die dazu antagonistische Wirkung des in Endothelzellen produzierten Prostacyclins (Prostaglandin I$_2$) merken.

> **Übrigens ...**
> Prostaglandinrezeptoren sind G-Protein-assoziiert (s. 1.2.2, S. 4). Denn, obwohl die kurzlebigen **Eicosanoide** auf Grund ihrer Struktur als Fettsäurederivate generell **lipophil** sind, benutzen die meisten von ihnen **membranständige Rezeptoren**!

Na, bemerkt? In Abb. 46, S. 65 steht auch das dir schon bekannte **Lipocortin** (s. 1.2.2, S. 4). Die Synthese dieses Moleküls wird durch Glucocorticoide induziert. Es hemmt die Phospholipase A$_2$ und unterstützt damit die immunsuppressive Wirkung von Cortisol.

> **Übrigens ...**
> Bei der therapeutischen Hemmung der COX (irreversibel durch Aspirin) sollte man bei Asthmatikern Vorsicht walten lassen. Durch die Blockade des COX-Weges entstehen nämlich verhältnismäßig mehr Leukotriene, deren bronchokonstriktiven Eigenschaften die Situation eines Asthmatikers akut verschlechtern können.

DAS BRINGT PUNKTE

Zwei gefragte **Nonapeptide** benötigen eine kleine Zusammenfassung. Merke dir unbedingt folgendes:
- ADH wird vom Hypothalamus produziert und bei einem Anstieg der Serumosmolarität ausgeschüttet.
- Über Vasopressin-Rezeptoren kommt es zu dem funktionell benötigten vermehrten Einbau von Aquaporinen in den distalen Anteilen der Niere und es wird weniger Wasser ausgeschieden.
- ADH wirkt auf große Anteile des Gefäßsystems kontrahierend (deshalb auch sein Zweitname Vasopressin).
- Oxytocin stimuliert die Milchejektion in der Mamma und die Uteruskontraktion.

Bloß jetzt keinen Bluthochdruck kriegen! Lieber mal wieder eine physikumsbezogene Zusammenfassung lesen und lernen. Zum **Wasser- und Elektrolythaushalt** solltest du folgendes wissen:
- Renin ist ein Enzym.
- Wird Renin ausgeschüttet, entsteht letztendlich Angiotensin II, ein stark vasokonstriktives und Durst vermittelndes Oktapeptid.
- Angiotensin II fördert außerdem die Sekretion von Aldosteron.
- Aldosteron ist ein Steroidhormon. Durch seinen Einfluss auf die Transkription der Zellen des distalen Nierentubulus werden dort vermehrt Na^+-Kanäle und die Na^+/K^+-ATPase gebildet. Dies verursacht einen Anstieg des Plasmanatriums mit Abfall des Kaliums.
- ANP wird aus den myoendokrinen Zellen des Herzens freigesetzt, wenn der Füllungsdruck ansteigt. Seine Maßnahmen (Vasodilatation, Anstieg der GFR) senken das Plasmavolumen.

Bevor dein Hirn noch verkalkt, solltest du besser auch den Abschnitt zum **Calcium- und Phosphatstoffwechsel** noch einmal rekapitulieren:

- Parathormon führt zur Calciummobilisierung und fördert die Synthese von Calcitriol.
- Calcitonin hemmt die Osteoklastenaktivität.
- Calcitriol entsteht aus 7-Dehydrocholesterol durch Einfluss von Sonnenlicht und zwei Hydroxylierungen (1. in der Leber, 2. in der Niere, s. Abb. 52, S. 78).
- In normalen Konzentrationen fördert Calcitriol die Mineralisation des Knochens und die Calciumaufnahme aus dem Darm.

Die Fragen zum Thema **Gewebshormone und Mediatoren** beinhalten oft ähnliche Formulierungen von relativ wenigen Fakten, deshalb: genau lesen und nochmal fest konzentrieren!
- Histamin entsteht aus Histidin, ist in Sekretgranula von Mastzellen enthalten und wirkt auf die Belegzellen des Magens sowie auf die glatte Muskulatur von Lunge und Gefäßen.
- Serotonin wird aus Tryptophan synthetisiert.
- Serotonin wird in den dichten Granula der Thrombozyten, den enterochromaffinen Zellen des Dünndarms und im ZNS gespeichert. Je nach Entstehungsort wird es bei Gefäßverletzungen freigesetzt, reguliert die Peristaltik des Darms oder zählt zu den Neurotransmittern.
- Das Abbauprodukt von Serotonin ist 5-Hydroxyindolacetat.
- Somatostatin ist das Hemmpeptid im Hypothalamus, Magen-Darm-Trakt und Pankreas.
- Das besonders kurzlebige NO entsteht aus Arginin und stimuliert eine Guanylatcyclase.
- Die Arachidonsäure ist die gemeinsame Vorstufe der Prostaglandine und Leukotriene (entweder COX- oder Lipoxygenase-Weg).

DAS BRINGT PUNKTE

- Leukotriene sind Mediatoren der Entzündungsreaktion.
- Das Leukotrien C4 ist ein sehr starker Vasokonstriktor und enthält Glutathion.
- Prostaglandine wirken über G-Protein-assoziierte Rezeptoren und vermitteln zum Teil gegensätzliche Effekte (z. B. Thromboxan und PG I_2).
- Die Synthese der zyklischen Eicosanoide (und nur ihre!) wird durch ASS gehemmt.

FÜRS MÜNDLICHE

Für dich alleine oder zusammen mit deiner Lerngruppe folgen hier die Fragen zu den verschiedlichen Stoffwechsel-Regulationen im Körper.

1. Welche Hypophysenhinterlappenhormone kennen Sie, was unterscheidet sie von den Vorderlappenhormonen und welche Wirkungen haben sie?

2. Was wissen Sie über das RAAS?

3. Welche Wirkung hat Ihrer Meinung nach Aldosteron?

4. Schildern Sie bitte die wichtigsten Fakten zum ANP.

5. Erläutern Sie bitte, welche Mechanismen der Körper besitzt, um die Plasma-Ca^{2+}-Konzentration zu regulieren.

6. Manche Tumoren produzieren ein dem Parathormon ähnliches Protein. Führen Sie bitte aus, welche Auswirkungen das haben kann.

7. Was haben Histamin und Serotonin Ihrer Meinung nach gemeinsam?

8. Was wissen Sie zum Stickstoffmonoxid?

9. Schildern Sie bitte die Synthese von Thromboxan.

10. Schildern Sie bitte außerdem die Synthese von Leukotrienen.

---

1. Welche Hypophysenhinterlappenhormone kennen Sie, was unterscheidet sie von den Vorderlappenhormonen und welche Wirkungen haben sie?
ADH und Oxytocin
- Sie werden nicht in der Hypophyse synthetisiert, sondern im Hypothalamus.
- Ihr Transport in die Neurohypophyse erfolgt axonal.
- ADH bewirkt eine Wasserresorption in der Niere und eine Vasokonstriktion.
- Oxytocin bewirkt die Milchejektion und eine Uteruskontraktion.

2. Was wissen Sie über das RAAS?
Beim RAAS handelt es sich um das Zusammenspiel verschiedener Peptide und dem Steroidhormon Aldosteron. Die zentrale Funktion dieses Systems ist die Regulation des Blutdrucks. Angiotensinogen → Angiotensin I → Angiotensin II → Vasokonstriktion (Angiotensin II ist einer der stärksten bekannten Vasokonstriktoren!) → Aldo-

FÜRS MÜNDLICHE

steronfreisetzung. Aktiviert wird das RAAS durch Natriumabfall, Sympathikusaktivierung und Blutdruckabfall. Hemmend wirken der Parasympathikus und hoher Blutdruck.

3. Welche Wirkung hat Ihrer Meinung nach Aldosteron?

Das Steroidhormon Aldosteron wirkt auf den distalen Tubulus und das Sammelrohr der Niere. Dort kommt es zu einer vermehrten Synthese eines luminalen Na^+-Kanals und der basalen Na^+/K^+-ATPase. Dadurch wird die Na^+-Rückresorption erhöht, Wasser wird nachgezogen, der Blutdruck und der Natriumspiegel steigen an. Reaktiv geht allerdings Kalium verloren.

4. Schildern Sie bitte die wichtigsten Fakten zum ANP.

Das Peptidhormon ANP wird in den myoendokrinen Zellen des rechten Atriums gebildet und bei vermehrter Wandspannung ausgeschüttet. ANP-Rezeptoren (membranständige Guanylatcyclasen) finden sich gehäuft in der Niere. Das cGMP führt dort zur erhöhten Ausscheidung von Na^+ und damit zu Wasserverlust. Auch auf glatter Muskulatur existieren ANP-Rezeptoren; dort wirken sie vasodilatierend und damit blutdrucksenkend.

5. Erläutern Sie bitte, welche Mechanismen der Körper besitzt, um die Plasma-Ca^{2+}-Konzentration zu regulieren.

Drei Hormone spielen eine nennenswerte Rolle im Calciumstoffwechsel. Das sind Parathormon, Calcitonin und aktives Vit. D (Calcitriol = 1,25-$(OH)_2$-Cholecalciferol). Parathormon stellt Ca^{2+} parat, durch Stimulation von Osteoklasten kommt es zum Abbau von Knochenmatrix, in der Niere wird die Resorption von Ca^{2+} und die Synthese von Calcitriol gefördert. Dieses wirkt im Intestinum fördernd auf die Ca^{2+}-Aufnahme, außerdem ist es essenziell für die Knochenmineralisation. Calcitonin ist der Gegenspieler des Parathormons, durch Osteoblastenaktivierung kommt es zu Aufbauprozessen im Knochen und negativer Ca^{2+}-Bilanz in Niere und Darm; dadurch sinkt die Konzentration im Plasma.

6. Manche Tumoren produzieren ein dem Parathormon ähnliches Protein. Führen Sie bitte aus, welche Auswirkungen das haben kann.

Durch die Parathormon-ähnliche Wirkung kommt es zur massiven Knochenentkalkung mit Schmerzen und Spontanfrakturen. Das hohe Plasma-Ca^{2+} führt zur Calcifizierung von Weichteilen und zu Nierensteinen.

7. Was haben Histamin und Serotonin Ihrer Meinung nach gemeinsam?

Sie entstehen durch Decarboxylierung (Coenzym = PALP) aus einer proteinogenen Aminosäure und erhalten dadurch biologische Signalfunktionen.

8. Was wissen Sie zum Stickstoffmonoxid?

Stickstoffmonoxid ist ein sehr flüchtiger Botenstoff, der z. B. in Endothelzellen und Makrophagen aus Arginin synthetisiert wird. NO wirkt vasodilatatorisch (auf Gefäßmuskelzellen), verringert das Herzzeitvolumen und hemmt die Plättchenaggregation. Second messenger ist cGMP, hergestellt an der löslichen Guanylatcyclase.

9. Schildern Sie bitte die Synthese von Thromboxan.

Arachidonsäure (20 C-Atome, 4-fach ungesättigt) wird aus Membranlipiden herausgelöst (durch PL A_2), danach Zyklisierung und Oxidation durch COX (Hemmung durch ASS), aus dem entstandenen Prostaglandin H_2 erfolgt dann die Synthese von Thromboxan.

10. Schildern Sie bitte außerdem die Synthese von Leukotrienen.

Leukotriene entstehen ebenfalls aus Arachidonsäure, herausgelöst durch die PL A_2. Unterschiedlich ist allerdings der nun folgende Schritt, der nicht durch die COX, sondern durch die Lipoxygenase katalysiert wird. Dabei entstehen Fettsäurederivate mit drei Doppelbindungen, die manchmal noch mit Peptiden gekoppelt werden müssen, um biologische Aktivität zu erreichen.

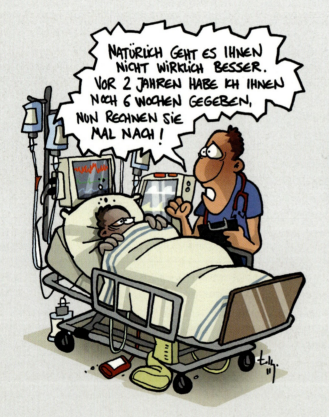

Pause

Lehn' dich zurück und mach doch einfach mal kurz Pause ...

Mehr Cartoons unter www.medi-learn.de/cartoons

Ein besonderer Berufsstand braucht besondere Finanzberatung.

Als einzige heilberufespezifische Finanz- und Wirtschaftsberatung in Deutschland bieten wir Ihnen seit Jahrzehnten Lösungen und Services auf höchstem Niveau. Immer ausgerichtet an Ihrem ganz besonderen Bedarf – damit Sie den Rücken frei haben für Ihre anspruchsvolle Arbeit.

- Services und Produktlösungen vom Studium bis zur Niederlassung
- Berufliche und private Finanzplanung
- Beratung zu und Vermittlung von Altersvorsorge, Versicherungen, Finanzierungen, Kapitalanlagen
- Niederlassungsplanung & Praxisvermittlung
- Betriebswirtschaftliche Beratung

Lassen Sie sich beraten!
Nähere Informationen und unseren Repräsentanten vor Ort finden Sie im Internet unter
www.aerzte-finanz.de

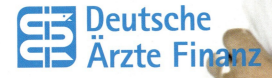

Standesgemäße Finanz- und Wirtschaftsberatung

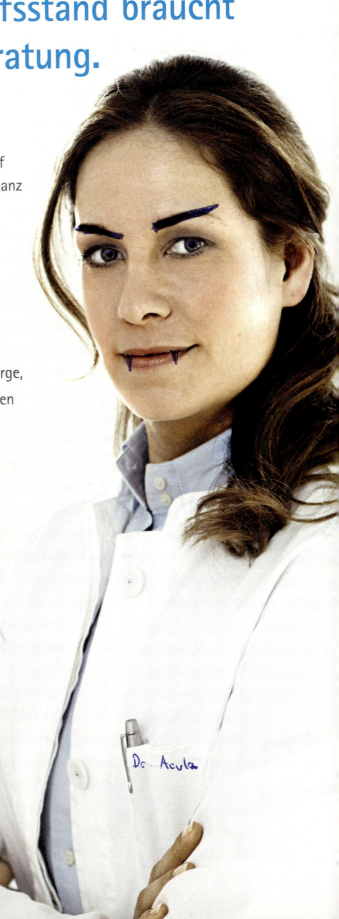

2 Vitamine und Coenzyme

Fragen in den letzten 10 Examen: 29

Vitamine sind Stoffe, die vom menschlichen Organismus nicht synthetisiert werden können. Die Fähigkeit dazu ist im Laufe der Evolution wohl irgendwie verloren gegangen. Da Vitamine aber in **geringen Konzentrationen** für die Aufrechterhaltung des Stoffwechsels benötigt werden – also **lebensnotwendig** sind – müssen sie mit der Nahrung aufgenommen werden.

Und dies sind einige der wertvollen Dienste, die Vitamine für uns leisten:
- Als Vorstufen von Coenzymen sind sie an katalytischen Prozessen beteiligt.
- Sie aktivieren Transkriptionsfaktoren (ähnlich einem Hormon).
- Sie schützen vor oxidativem Stress.
- Sie sind Teil der Signaltransduktion (z. B. beim Sehvorgang).

Insgesamt gibt es 13 Vitamine, davon sind vier fettlöslich und neun wasserlöslich.

2.1 Fettlösliche Vitamine

Bei der folgenden Merkhilfe handelt es sich wohl um eine der bekanntesten Eselsbrücken überhaupt. Die fettlöslichen Vitamine kannst du dir nämlich mit dem Namen einer Supermarktkette merken, die für diese Schleichwerbung wenigstens kostenlos Fruchtzwerge rausrücken müsste.

> **Merke!**
>
> **EDeKA** für die fettlöslichen Vitamine **A, D, E** und **K**.

Da sich fettlösliche Vitamine wie Fette verhalten, werden sie auch im Darm wie Fette behandelt. **Gallensäuren** stellen dabei als **Emulgatoren** unerlässliche Co-Faktoren dar. Sollte also, z. B. durch einen Gallenstein, der Gallensäure- und damit auch der Lipidstoffwechsel gestört sein, kann es zu Hypovitaminosen (Mangelerscheinungen) der fettlöslichen Vitamine kommen. Dies ist übrigens ein gern gefragter Prüfungsfakt.

Auch hier gilt wieder (s. 1.2.1, S. 3): Fettlöslich bedeutet hydrophob und damit einen hohen Grad an **Plasmaeiweißbindung**.

2.1.1 Vitamin A (Retinol)

Vitamin A gehört zur Gruppe der **Isoprenoide**, die nur im Pflanzenreich oder von Mikroorganismen hergestellt werden (wie auch Tocopherol und Phyllochinon s. 2.1.3, S. 78 und 2.1.4, S. 79).

Aufgenommen wird es direkt oder als Provitamin. Das Provitamin A ist **β-Carotin**, bei dessen Spaltung zu zweimal Retinal mit Hilfe einer **Dioxygenase** NADPH verbraucht wird (wurde schon einige Male gefragt).

Das aus β-Carotin entstandene Retinal wird in Chylomikronen zur Leber transportiert, zusammen mit den anderen aufgenommenen Vitamin A-Formen. Dort kann es in den **Ito-Zellen** als **Retinylpalmitat** (Fettsäureester) gespeichert werden. Eine Tatsache, die auch schon des Öfteren im Schriftlichen auftauchte.

Je nach Oxidationsstufe hat das Vitamin A unterschiedliche Funktionen. Als Retinal (Aldehyd) spielt es eine wichtige Rolle beim **Sehvorgang**. In der reduzierten Form (Retinol, ein Alkohol) schützt es die **Schleimhautepithelien** und ist unerlässlich für deren regelrechtes Wachstum.

Hier lauert mal wieder eine häufige Richtigaussage: Zur Säure oxidiert (Retinsäure), bindet Vitamin A an intrazelluläre Rezeptorproteine (ähnlich den lipophilen Hormonen), reguliert darüber die Transkription verschiedener Gene und beeinflusst so **Wachstum, Differenzierung, Embryogenese** und Fertilität.

2.1.1 Vitamin A (Retinol)

Vitamin	Name	biologisch aktive Form	biochemische Funktion	Vorkommen
A	Retinol	– Retinol – Retinal – Retinsäure	– Epithelschutz – Sehvorgang – Entwicklung und Differenzierung	– Pflanzen (β-Carotin) – Fisch
D	Cholecalciferol	1,25-(OH)$_2$-Cholecalciferol	Calciumstoffwechsel	– Lebertran – Milch – Eier – Pilze
E	Tocopherol	Tocochinon	Oxidationsschutz von Membranlipiden	– keimendes Getreide – Pflanzenöle
K	Phyllochinon	– Phyllochinon – Difarnesylnaphthochinon	Carboxylierung von Glutamylresten u. a. von Blutgerinnungsfaktoren	– grüne Pflanzen – Darmbakterien

Tab. 14: Fettlösliche Vitamine

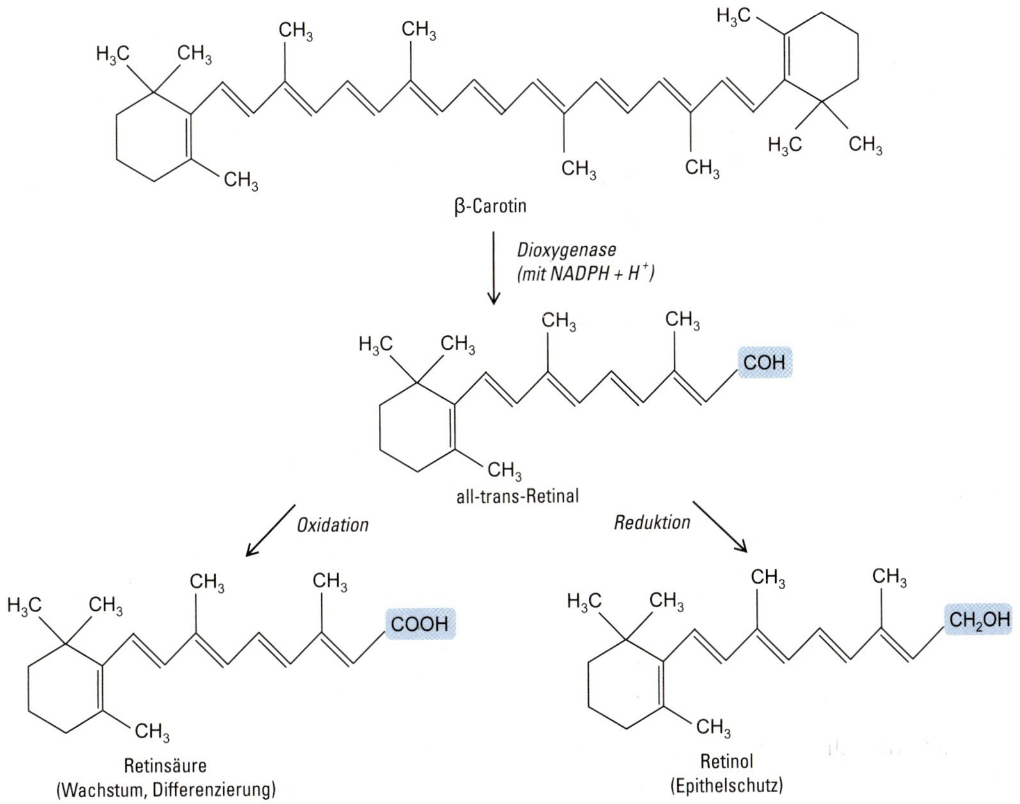

Abb. 47: Vitamin A

medi-learn.de/6-bc5-47

2 Vitamine und Coenzyme

> **Übrigens ...**
> Fantatrinker werden garantiert keine Vitamin A-Hypovitaminose bekommen, da β-Carotin in diesem Getränk als gelber Lebensmittelfarbstoff verwendet wird.

Sehvorgang

In den Stäbchen der Retina (skotopisches Sehen, Nachtsehen) liegen im äußeren Segment viele kleine **Membranscheibchen** wie Münzen in einer Geldrolle. In diesen kleinen Scheibchen ist das **Rhodopsin** – der Sehpurpur – eingebettet. Rhodopsin besteht aus einem Protein – dem **Opsin** – und aus dem kovalent an einem Lysylrest fixierten **Retinal** (bitte merken, wurde schon in den Fragen gesichtet).
Das Opsin hat sieben Transmembrandomänen. Kommt dir das bekannt vor (s. 1.2.2, S. 4)?

Im Dunkelzustand sind in den Sinneszellen der Retina viele Natrium- und Calciumkanäle geöffnet. Die einströmenden Kationen depolarisieren die Zelle und führen so zu einer Trans- mitterausschüttung (Glutamat) am inneren Segment des Stäbchens. An den nachfolgenden bipolaren Zellen der Netzhaut liegt also ein **Dunkelsignal** an. Wichtig zu wissen ist, dass die Ionenkanäle für Natrium und Calcium nicht einfach so offen sind, sondern durch **cGMP** geöffnet werden, das in den Stäbchen durch eine Guanylatcyclase gebildet wird.
Bei Dunkelheit ist also der Spiegel an cGMP hoch, der Kationeneinstrom ebenfalls, die Zelle ist depolarisiert und die nachfolgenden Zellen erhalten über die Sekretion von Glutamat ein Signal.

Kommen wir jetzt zur Funktion des Retinals. Dieses liegt im Rhodopsin als **11-cis-Retinal** vor. Die **Stereoisomerisierung** von all-trans- zu 11-cis-Retinal erfolgt OHNE Änderung der Summenformel. Es findet also keine Oxidation oder Reduktion statt (Vorsicht Falle!).
Trotzdem besteht zwischen diesen beiden Formen ein Unterschied. Salopp formuliert: Das 11-cis-Retinal ist gespannt wie ein Flitzebogen (es fühlt sich nicht ganz wohl in seiner Struktur).

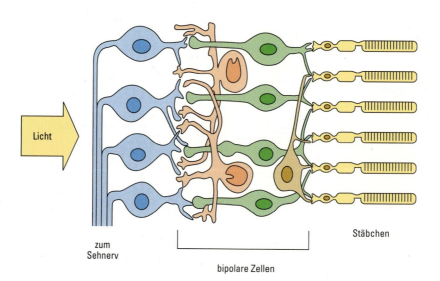

Abb. 48: Netzhaut

2.1.1 Vitamin A (Retinol)

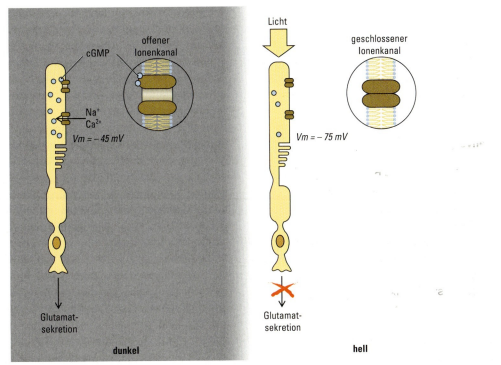

Abb. 49: Hell- und Dunkelzustand

medi-learn.de/6-bc5-49

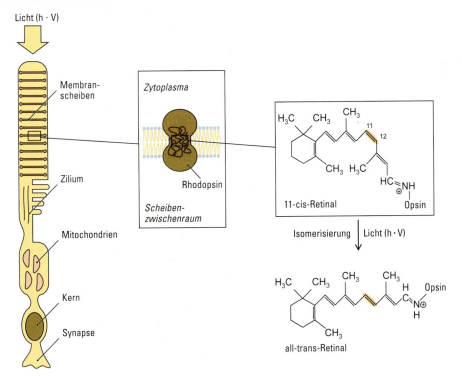

Abb. 50: Isomerisierung

medi-learn.de/6-bc5-50

Am liebsten würde es sofort in die all-trans-Stellung springen. Das kleine bisschen Energie, das dem 11-cis-Retinal fehlt, um wieder umschnappen zu können, liefert ihm das **Sonnenlicht**. Fällt also UV-Licht auf das 11-cis-Retinal im Rhodopsin, so ändert dieses seine isomere Form zu all-trans-Retinal. Dadurch wird auch die Konformation des Rhodopsins geändert, das dann als aktives **Rhodopsin (R*)** bezeichnet wird (s. Abb. 51, S. 76).

R* ist nun in der Lage, **Transducin** zu aktivieren. Beim Transducin handelt es sich um ein heterotrimeres G-Protein (daher auch die sieben Transmembrandomänen des Rhodopsins). Wie bei der Hormon-Rezeptor-Bindung (s. Abb. 3, S. 5) ermöglicht die Bindung von R* an Transducin den Austausch von GDP gegen GTP und damit einen Übergang in den aktiven Zustand des Transducins unter Trennung von α- und β, γ-Komponente. Die mit GTP beladene α-Untereinheit ist jetzt in der Lage, eine **Phosphodiesterase** zu stimulieren, was zu einem raschen Abfall der cGMP-Konzentration in der Zelle führt. Dadurch werden die **Ionenkanäle geschlossen**, das Stäbchen **hyperpolarisiert** und die Glutamat-Sekretion sistiert. Dieser Zustand ist letztendlich das Lichtsignal an das ZNS (s. Abb. 49, S. 75).

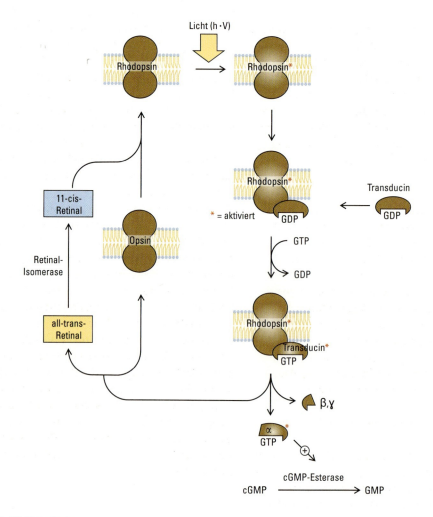

Abb. 51: Transducin

2.1.2 Vitamin D (Cholecalciferol)

> **Merke!**
>
> Die Isomerisierung des kovalent gebundenen Retinals von cis zu trans führt zur Aktivierung des Rhodopsins. Daraufhin wird das G-Protein Transducin angeregt. Dies senkt den cGMP-Spiegel in der Sinneszelle, der Kationeneinstrom erlischt und die hyperpolarisierte Zelle sendet kein Signal mehr, was von den nachfolgenden Zellen als Lichtsignal erkannt wird.
> **D**unkelheit → **D**epolarisation
> **H**elligkeit → **H**yperpolarisation

Pathobiochemie

Das erste Symptom einer Vitamin-A-Hypovitaminose ist die **Nachtblindheit**. Bei weiter fortschreitendem Mangel fällt die Epithelschutzwirkung des Retinols weg und es kommt zur **Verhornung** der Haut, Schleimhaut sowie der Cornea. Durch die Dysfunktion des Epithels kann es außerdem zu Sterilität und **Xerophthalmie** kommen, einer zur Trübung führenden Verhornung der Cornea.

> Übrigens ...
> – Die Xerophthalmie ist in manchen Entwicklungsländern durchaus noch eine Ursache für Erblindung.
> – Die sehr seltene Hypervitaminose A tritt eigentlich nur bei Polarforschern auf, die zuviel Eisbärenleber gegessen haben. Allerdings sollten sich auch die bräunungshungrigen Vitamin-A-Tablettenschlucker unter euch vorsehen ... Die Symptome sind Benommenheit, Hautabstoßung, Haarausfall und Knochenbrüche.

2.1.2 Vitamin D (Cholecalciferol)

Die Vitamine der D-Gruppe gehören zu den Secosteroiden (s. Abb. 31, S. 44).
Provitamin D_3 (7-Dehydrocholesterol) kann der Mensch selbst bilden. Dafür wird die **Cholesterinbiosynthese** genutzt (Acetyl-CoA zu Isopren). Für die weitere Synthese der aktiven Form des Vitamin D – die Spaltung zu Cholecalciferol – wird jedoch Sonnenlicht benötigt. Geht man nicht in die Sonne, wird D_3 also zum klassischen Vitamin. Unter normalen Voraussetzungen kann man es allerdings als Hormon betrachten, weshalb seine Wirkungen auch schon beim Calciumstoffwechsel besprochen wurden (s. 1.7, S. 61).

Das vor allem in der Leber gebildete **7-Dehydrocholesterol** wird in der Haut gespeichert. Durch das Auftreffen von Sonnenlicht öffnet sich das Ringsystem des 7-Dehydrocholesterols spontan, also **ohne Enzymeinwirkung** (wissenswerter Fakt fürs Examen). Das Sterangerüst geht dabei verloren. Nun müssen noch zwei Hydroxylierungen erfolgen, um die aktive Form zu erreichen. Die erste Hydroxylierung findet in der **Leber** statt. Dabei wird die OH-Gruppe am C25 angehängt. Die zweite, aktivierende Hydroxylierung an C1 erfolgt in der **Niere**. Dieser Schritt wird durch das Parathormon (s. 1.7, S. 61) stimuliert, und fertig ist das 1,25-$(OH)_2$-Cholecalciferol, das aufgrund seiner drei OH-Gruppen auch Calcitriol genannt wird.

Pathobiochemie: Bei einer Hypovitaminose von Vitamin D kann es bei Kindern zu einer Rachitis kommen. Dabei handelt es sich um eine schwere Mineralisationsstörung des Knochens mit Deformierungen wie Skoliose, X- oder O-Beinen und einem eindrückbaren Schädeldach (Tischtennisballphänomen). Bei Erwachsenen führt die Hypovitaminose zur Osteomalazie (Knochenerweichung). Die Ursache ist hier – im Gegensatz zu den Kindern – meist eine Resorptionsstörung (z. B. durch Gallensteine), die Symptome sind z. B. Knochendeformierungen und Muskelschmerzen. Bei toxischen Konzentrationen von Vitamin D kommt es durch die resultierende hohe Calciumkonzentration im Blut z. B. zur anomalen Calcifizierung der Niere.

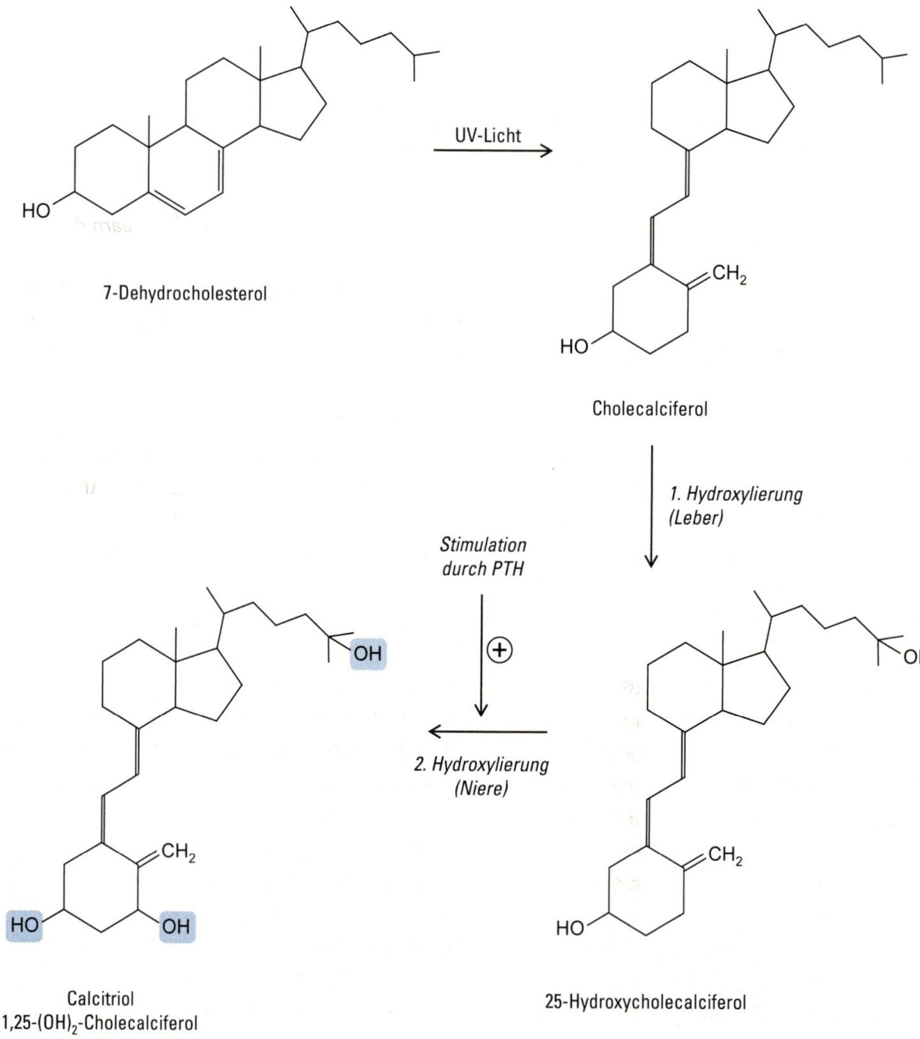

Abb. 52: Calcitriol

medi-learn.de/6-bc5-52

2.1.3 Vitamin E (Tocopherol)

Die besonders in keimendem Getreide vorhandenen E-Vitamine bestehen aus einem Chromanring und einer Isoprenseitenkette. Nach Umwandlung in eine **Chinonstruktur** können sie Radikale neutralisieren. Damit **verhindern** sie die **oxidative Schädigung** von Membranen. Zudem scheinen sie auch eine allgemeine **Schutz- und Entgiftungsfunktion** zu haben. Tierexperimentell findet sich bei Mangel an Vitamin E eine erhöhte Hämolyseneigung. Möglicherweise tritt das bei manchen Frühgeborenen auf, da dort der Plasmaspiegel an Vitamin E besonders niedrig ist.

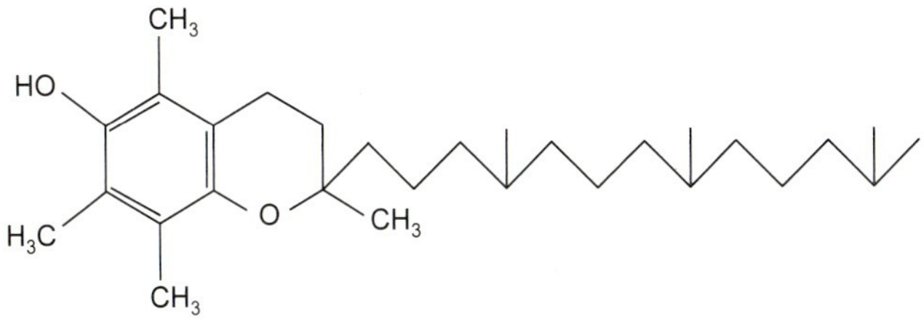

2.1.4 Vitamin K (Phyllochinon)

Abb. 53: α-Tocopherol

2.1.4 Vitamin K (Phyllochinon)

Das Vitamin K wird von grünen Pflanzen und Mikroorganismen – auch solchen der menschlichen Darmflora – hergestellt.

Dabei ist die Grundstruktur der verschiedenen K-Vitamine immer ein 2-Methyl-1,4-Naphthochinon, an das lange Isoprenseitenketten angeheftet sind. Wichtige Vertreter sind das Vitamin K_1 – auch **Phyllochinon** genannt (Isoprenrest = Phytyl) – und das Vitamin K_2 – auch **Farnochinon** genannt (Isoprenrest = Difarnesyl). Die Aktivierung des Vitamins erfolgt letztlich durch eine NADPH-abhängige Reduktion in eine Hydrochinon-Form.

Benötigt wird das Vitamin K als Coenzym bei der **γ-Carboxylierung** von Glutamylseitenketten (prüfungsrelevant).

Erst mithilfe dieser zusätzlichen Carboxylgruppe ist es diesen Substanzen möglich, mit Calcium und Membranphospholipiden zu interagieren – eine für die Blutgerinnung unerlässliche Bedingung. Ein Mangel an Vitamin K führt zu einer Gerinnungsverzögerung durch Synthesebeeinflussung der Gerinnungsfaktoren II, VII, IX und X (Eselsbrücke Jahreszahl 1972). Auch die Bildung von Protein C und S ist durch einen Mangel an Vitamin K verlangsamt.

> **Übrigens ...**
> Durch kompetetive Verdrängung des Vitamin K können Vitamin K-Antagonisten wie z. B. die Cumarine in vivo als gerinnungshemmende Substanzen eingesetzt werden.

2.2 Wasserlösliche Vitamine

Bestimmt hast du zu jedem Stoffwechselenzym direkt das entsprechende Coenzym gelernt und behalten. Falls nicht, findest du die wichtigen in Tab. 15, S. 80 wieder. Aber lern jetzt bitte nicht diese Tabelle auswendig. Das würde nun wirklich den Rahmen sprengen. Sie soll einfach eine Übersicht bieten, damit du mal schnell was nachschauen kannst.

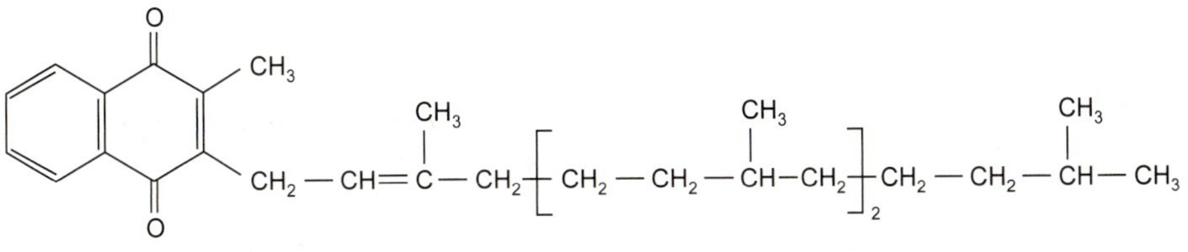

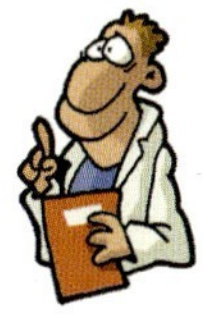

Phyllochinon (Vitamin K_1)
3 Isopreneinheiten

Abb. 54: Vitamin K

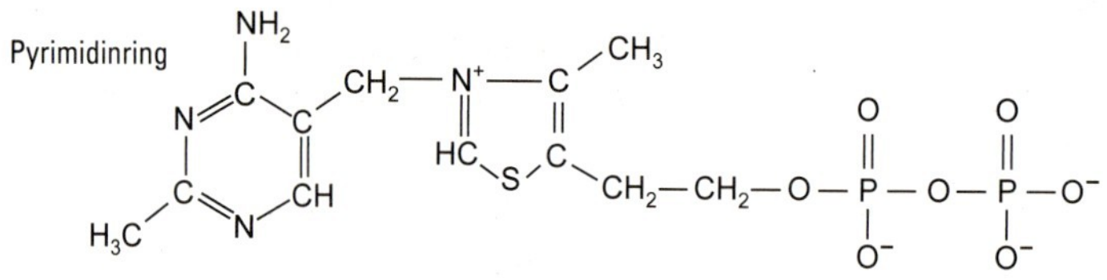

2 Vitamine und Coenzyme

Abb. 55: Thiamin

medi-learn.de/6-bc5-55

Vitamin	Name	biologisch aktive Form	biochemische Funktion	Vorkommen
B_1	Thiamin	Thiaminpyrophosphat	dehydrierende Decarboxylierungen	– ungemahlenes Getreide – unpolierter Reis – Schweinefleisch
B_2	Riboflavin	– FMN – FAD	Wasserstoffübertragungen	– Leber – Hefe – Käse – Milch
B_3	Niacin	– NAD^+ – $NADP^+$	Wasserstoffübertragungen	– Hefe – mageres Fleisch – gerösteter Kaffee – Synthese aus Tryptophan
B_6	Pyridoxin	Pyridoxalphosphat	– Transaminierungen – Decarboxylierungen	– Leber – Hefe (Bierhefe) – Mais – grünes Gemüse – Milch
B_{12}	Cobalamin	– Adenosylcobalamin – Methylcobalamin	– C-C Umlagerungen – C1-Übertragungen	– Fleisch – Synthese durch Darmbakterien
	Folsäure	Tetrahydrofolsäure	C1- Übertragungen	– frisches grünes Gemüse – Leber und Niere
	Pantothensäure	CoA, Phosphopantethein	Acyl-Übertragungen	– fast überall, besonders in Eigelb und Niere – Synthese durch Darmbakterien
C	Ascorbinsäure	Ascorbinsäure	– Redoxsystem – Hydroxylierungen	Obst und Gemüse (Paprika, Tomaten, Zitrusfrüchte)
H	Biotin	Biocytin	Carboxylierungen	– Synthese durch Darmbakterien – Leber – Hefe

Tab. 15: Wasserlösliche Vitamine

2.2.1 Vitamin B₁ (Thiamin)

Thiamin wurde als erstes Vitamin entdeckt; seinen Namen erhielt es damals, weil es die Krankheit Beriberi heilte und verhinderte (B wie Beriberi).

> **Übrigens ...**
> - Auch heute gibt es noch Krankheitsfälle mit Beriberi, besonders in Gegenden, in denen polierter Reis das Hauptnahrungsmittel darstellt.
> - In der westlichen Welt tritt ein ähnliches Krankheitsbild bei Alkoholikern auf.

Strukturell handelt es sich bei Thiamin um einen Pyrimidin- und einen Thiazolring, beide mehrfach substituiert. Die Substituenten sind für die Funktion wichtig. Als Coenzym hilft das Vitamin B₁, nachdem es durch die Veresterung mit Phosphorsäure zum **Thiaminpyrophosphat** (Thiamindiphosphat = TPP) aktiviert wurde, bei der **dehydrierenden Decarboxylierung**. Das bedeutet, TPP kann **Aldehyde aktivieren** und **dadurch übertragen**. Fürs Schriftliche wichtige Vitamin B₁-abhängige Enzyme sind:

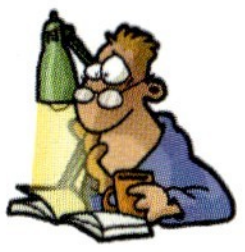

- die Pyruvatdehydrogenase (Pyruvat zu Acetyl-CoA),
- die α-Ketoglutarat-Dehydrogenase (α-Ketoglutarat zu Succinyl-CoA) und
- die Transketolase (im Pentosephosphatweg).

2.2.2 Vitamin B₂ (Riboflavin)

Riboflavin ist Bestandteil der Coenzyme **FAD** (Flavin-Adenin-Dinucleotid) und **FMN** (Flavinmononucleotid). Es besteht aus einem 3-Ringsystem – dem **Isoalloxazin** – und einem Alkohol – dem **Ribit**. Merk dir bitte unbedingt, dass Ribit **KEIN Zucker** ist, auch wenn manche Physikumsfrage versucht, dich damit aufs Glatteis zu führen. Wird an den Ribitylrest ein Phosphat angehängt, entsteht FMN. Wenn daran noch ein AMP gebunden wird, entsteht FAD. FAD und FMN sind beteiligt an:

- Atmungskette (Komplex I FMN, Komplex II FAD),
- Dehydrierungen (z. B. Acyl-CoA-Dehydrogenase),
- Oxidationen (z. B. Xanthinoxidase),
- oxidative Desaminierung (Aminosäure-Oxidase).

Riboflavin wird also für Coenzyme in Flavoproteinen benötigt und alle diese Oxidoreduktasen katalysieren Wasserstoffübertragungen.

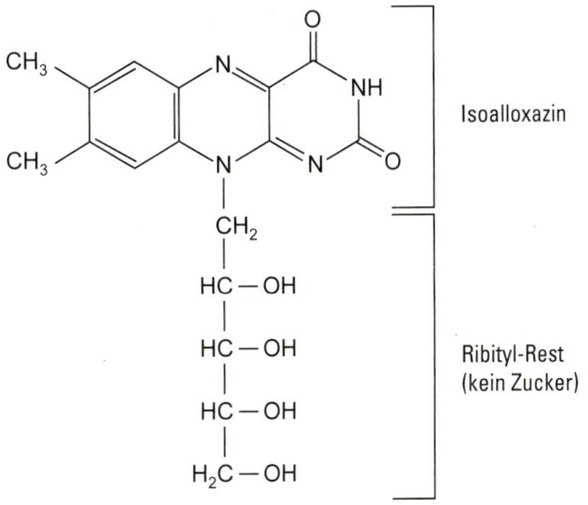

Abb. 56: Riboflavin

medi-learn.de/6-bc5-56

2.2.3 Vitamin B₃ (Niacin)

Der Ausdruck **Niacin** ist gleichbedeutend mit **Nicotinsäure**. Das in der Natur häufig vorkommende Nicotinsäureamid ist genauso als Vitamin wirksam und kann als Niacinamid oder ebenfalls nur Niacin bezeichnet werden. Strukturell stammen beide von einem Pyridin (nicht Pyrimidin!) ab.

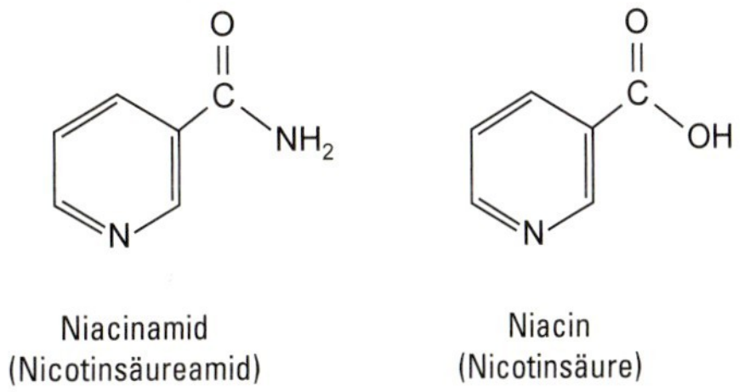

Niacinamid (Nicotinsäureamid)   Niacin (Nicotinsäure)

Abb. 57: Niacin

medi-learn.de/6-bc5-57

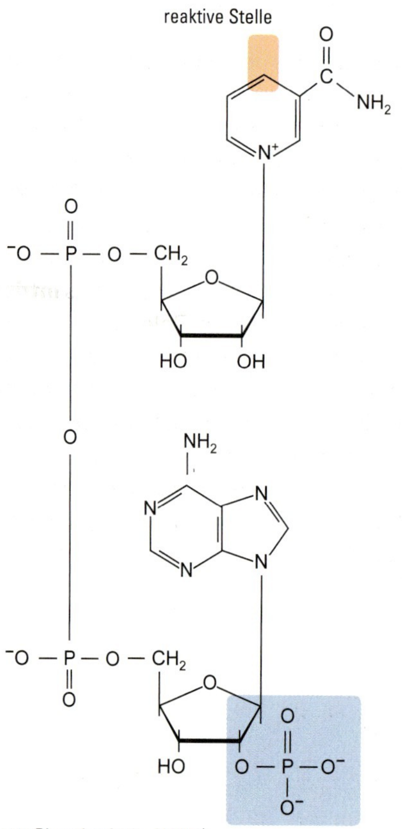

2 Vitamine und Coenzyme

Niacin und Niacinamid sind Bestandteile von **NAD⁺** und **NADP⁺**. Ein Zwischenprodukt bei deren Synthese kann aus **Tryptophan** hergestellt werden, weshalb L-Tryptophan ein Provitamin ist. Auch diese Weisheit solltest du fürs Examen parat haben.

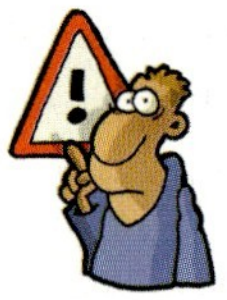

NAD⁺ und NADP⁺ (s. Abb. 58, S. 82) sind an einer Vielzahl von Stoffwechselprozessen beteiligt, wo sie zur **Wasserstoff- und Elektronenübertragung** dienen.

Der Unterschied zwischen NAD⁺ und NADP⁺ liegt in einem Phosphatrest an der Adeninnahen Ribose; in ihren physikalischen Eigenschaften unterscheiden sich die beiden nicht. Die Enzyme sind jedoch bezüglich dieser Coenzyme hoch spezifisch (sie arbeiten entweder mit NAD⁺ oder mit NADP⁺).

Die Hypovitaminose verursacht eine Erkrankung, die durch den Symptomkomplex Dermatitis, Diarrhö und Demenz (merke: **DDD**) gekennzeichnet ist. Ihr Name lautet **Pellagra** (pelle agra = kranke Haut). In Ländern, deren Bewohner außer Mais wenig anderes zu essen haben, ist diese Erkrankung immer noch ein Problem. Da Mais kein Tryptophan enthält, fehlen Vitamin und Provitamin gleichzeitig.

Das markierte Phosphat ist im NADP⁺ vorhanden, im NAD⁺ jedoch nicht.

Abb. 58: NAD⁺ und NADP⁺   medi-learn.de/6-bc5-58

2.2.4 Vitamin B₆ (Pyridoxin)

Pyridoxin ist ein Überbegriff für verschiedene Substanzen (s. Abb. 59, S. 82): Pyridoxol

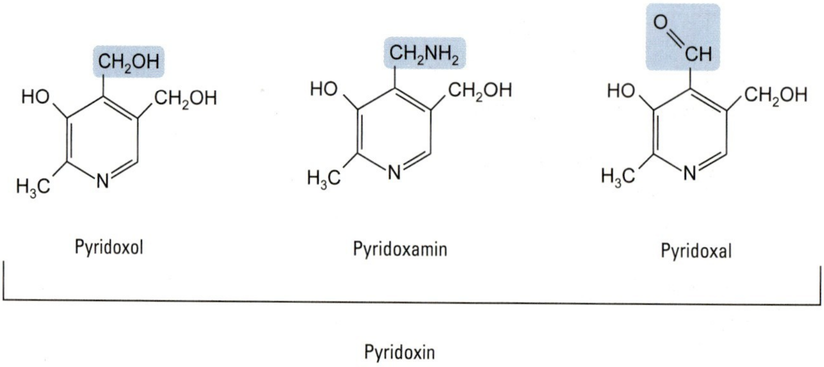

Pyridoxol   Pyridoxamin   Pyridoxal

Pyridoxin

Abb. 59: Pyridoxin   medi-learn.de/6-bc5-59

2.2.5 Vitamin B$_{12}$ (Cobalamin)

(Alkohol), Pyridoxamin (Amin) und Pyridoxal (Aldehyd), die alle gleich wirksam sind. Die aktive Form des Vitamin B$_6$ wird durch eine Phosphorylierung zum **Pyridoxalphosphat (PALP)** erreicht.

Die Bedeutung für den menschlichen Körper liegt im **Aminosäurestoffwechsel**. Dabei fungiert PALP als Coenzym bei **Decarboxylierungen**, **Transaminierungen** (z. B. Oxalacetat aus Aspartat und umgekehrt) und bei bestimmten Veränderungen der Aminosäureseitenketten. Als prüfungsrelevantes Beispiel sei hier die **δ-ALA-Synthase** erwähnt, das Schrittmacherenzym der Porphyrinsynthese. Durch die Vielzahl der im Stoffwechsel katalysierten Reaktionen (mehr als 40) zeigt die B$_6$-Hypovitaminose sehr unspezifische Symptome.

2.2.5 Vitamin B$_{12}$ (Cobalamin)

Cobalamin ist das einzige Vitamin, das NICHT von Pflanzen, sondern nur von Mikroorganismen gebildet werden kann. Daher findet man es nur in tierischen Geweben und nicht etwa in Obst und Gemüse (wichtig fürs Examen!). Die Aufnahme von Cobalamin aus der Nahrung beinhaltet eine kleine Besonderheit: Sie erfolgt nur in Anwesenheit eines **Intrinsic Factor**, einem von den Belegzellen des Magens gebildeten Glykoproteins. Deshalb wird das Cobalamin selbst manchmal als **Extrinsic Factor** bezeichnet. Der Komplex aus Cobalamin und Intrinsic Factor, der sich im Magen bildet, wird erst im **unteren Ileum** resorbiert. Im Blut wird Cobalamin **proteingebunden** transportiert.

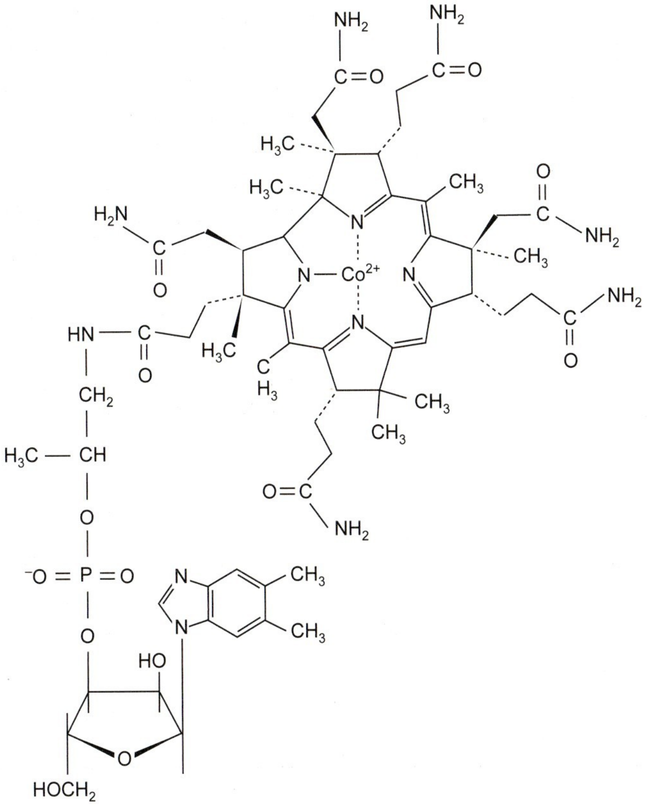

Abb. 60: Cobalamin

medi-learn.de/6-bc5-60

2 Vitamine und Coenzyme

Strukturell handelt es sich beim Vitamin B_{12} um einen komplizierten Tetrapyrrolring (s. Abb. 60, S. 83). Dieser ähnelt zwar den Porphyrinen, ist aber ein **Corrin-Derivat**. Ein zentralständiges, kovalent fixiertes **Cobalt** (nicht Fe^{2+}, Vorsicht Falle!) gibt dem Vitamin seinen Namen. Als Coenzym wird es an zwei Stellen benötigt. Dabei katalysiert es immer eine Umlagerung, also eine **Isomerisierung**, von **Alkylresten**:
- Methylmalonyl-CoA zu Succinyl-CoA (Abbau ungeradzahliger Fettsäuren) und
- Homocystein zu Methionin (Remethylierung von Methionin nach der Methylgruppenübertragung durch SAM/S-Adenosylmethionin).

Ein Mangel an Vitamin B_{12} führt zur **perniziösen Anämie** mit Störung der Erythropoese. Dabei ist die Ursache meist ein Resorptionsdefizit (z. B. durch gestörte Synthese des Intrinsic Faktors nach Gastrektomie). Die **hepatischen** Cobalaminspeicher reichen allerdings für mehrere Monate.

2.2.6 Folsäure

Der Name der Folsäure kommt von folic acid (Blättersäure), da sie in Pflanzen weit verbreitet ist.
Aufgebaut ist sie aus drei Komponenten (s. Abb. 61, S. 84), dem Heterocyclus **Pteridin**, der **p-Aminobenzoesäure** und dem **L-Glutamat**. (Bitte auch diese Spitzfindigkeit merken! Das wurde schon mehrfach gefragt.) Diese Struktur wird durch zwei **NADPH**-abhängige Reduktionen (Folatreduktase und Dihydrofolatreduktase) erst in Dihydrofolsäure und dann in **Tetrahydrofolsäure** (THF) umgewandelt. In dieser aktiven Form ist es dem Coenzym möglich, **1-Kohlenstoffreste** (z. B. Methylgruppen, Methanol, Formaldehyd, Ameisensäure) zu binden und auf andere Moleküle zu übertragen. Benötigt werden diese Gruppen für die **Purinsynthese** (Vorsicht: NICHT für Pyrimidin), die Synthese von **Thymidin** und den **Aminosäurestoffwechsel**.

> **Übrigens ...**
> Folsäureantagonisten sind Medikamente, die bei der Folsäureaktivierung oder der mikrobiellen Folsäuresynthese als Antimetabolite wirken. Aminopterin (oder sein moderneres Stukturanalogon Amethopterin alias Methotrexat) hemmt die Dihydrofolatreduktase. Sulfonamide beeinträchtigen hingegen die prokaryotische Folsäuresynthese als Antimetabolit von p-Aminobenzoesäure.

2.2.7 Pantothensäure

Die Pantothensäure besteht aus der Aminosäure β-Alanin und α,γ-Dihydroxy-β,β-dimethylbuttersäure (s. Abb. 62, S. 85). Sie dient der Synthese von **Coenzym A** und ist in der Natur weit verbreitet.
Coenzym A ermöglicht durch Bildung eines **Thioesters** (eine energiereiche Verbindung)

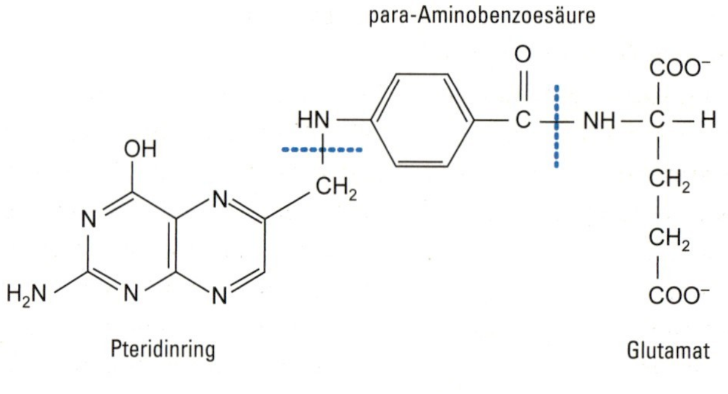

Abb. 61: Folsäure

die Aktivierung von unterschiedlichen Substanzen (z. B. Essigsäure, Fettsäuren, Gallensäuren, Propionsäure) für die weitere Übertragung im Stoffwechsel. Berühmtestes Beispiel ist das **Acetyl-CoA**, das als Produkt des Fett-, Aminosäure- und Kohlenhydratstoffwechsels eine zentrale Rolle im menschlichen Stoffwechsel einnimmt.

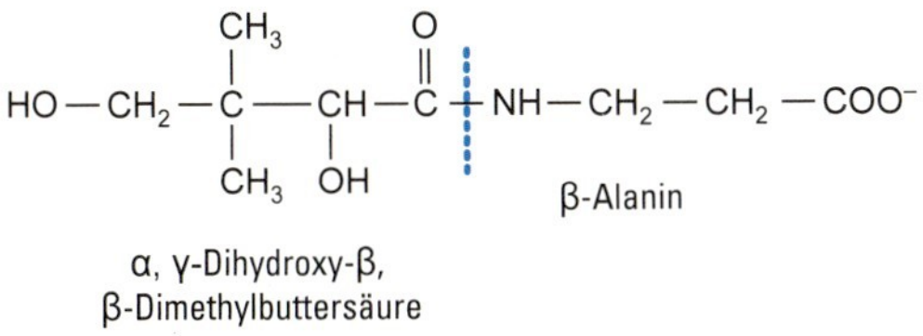

Abb. 62: Pantothensäure *medi-learn.de/6-bc5-62*

2.2.8 Vitamin C (Ascorbinsäure)

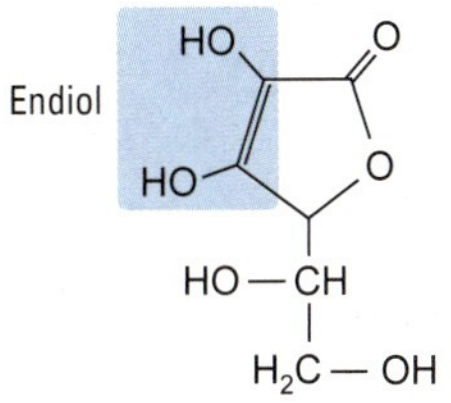

Abb. 63: Ascorbinsäure *medi-learn.de/6-bc5-63*

Das besonders in Paprika und Zitrusfrüchten vorkommende Vitamin C ist wohl eines der bekanntesten Vitamine. Was aber – abgesehen von Physikumskandidaten – kaum jemand weiß, ist, dass Ascorbinsäure eine **L-Glukonolacton**-Struktur besitzt und mit Ausnahme des Menschen, der Primaten und der Meerschweinchen (wobei mir die Verwandtschaftsbeziehungen nicht ganz klar sind …) eigentlich von allen Tieren aus Glucose synthetisiert werden kann. Vitamin C besitzt **stark reduzierende** Eigenschaften, verhindert so z. B. die Bildung von Methämoglobin und wirkt im Zusammenspiel mit Vitamin E als **schützendes Antioxidans**. Weiterhin ist es als Coenzym an einigen

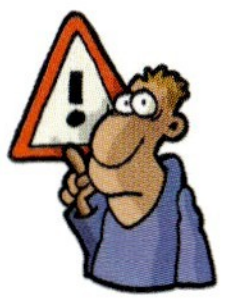

Hydroxylasen beteiligt, z. B. bei der **Katecholaminsynthese** (Dopamin-β-Monooxygenase, s. Abb. 24, S. 29) und beim **Steroidstoffwechsel** in den Nebennieren. Seine Rolle als Coenzym bei der Hydroxylierung von Prolin- und Lysyl-Resten des **Prokollagens** erklärt einige der Skorbutsymptome: Nur unter Mitwirkung von Ascorbinsäure kann die Tripelhelix des Kollagens entstehen.

> **Übrigens …**
> – Die früher unter Seefahrern gefürchtete Vitaminmangelerkrankung Skorbut mit Blutungen und Zahnausfall konnte damals durch die Mitnahme von Säften aus Zitrusfrüchten bekämpft werden. So erhielten die englischen Seefahrer ihren Spitznamen: „Limeys".
> – Was die Ascorbinsäure zur Säure macht, ist ihre Endiolgruppe (s. Abb. 63, S. 85). Oder physikumsmäßig ausgedrückt: Die Azidität von Vitamin C beruht auf dem Vorhandensein einer Endiolstruktur.

2.2.9 Vitamin H (Biotin)

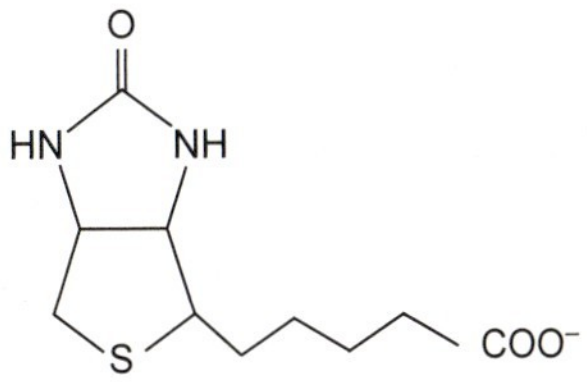

Abb. 64: Biotin *medi-learn.de/6-bc5-64*

Der Verzehr von 20 (!) rohen Eiern führt zu einer Erkrankung, die **H**autschäden und **H**aarausfälle verursacht. (Keine Ahnung, wer soviel rohe Eier isst …) Als man feststellte, dass Biotin diese Prozesse heilen konnte, nannte man es Vitamin **H**. Mittlerweile ist bekannt, dass ein Bestandteil des rohen Hühnereiweißes, das Avidin, mit hoher Affinität Biotin bindet und dadurch dessen Resorption verhindert. Ansonsten ist eine Mangelerkrankung an Vitamin H eher unwahrscheinlich, da es in großen Mengen von den Mikroorganismen der Darmflora und von Pflanzen produziert wird. Strukturell handelt es sich beim Biotin um zwei substituierte, heterozyklische, miteinander verbundene Ringe (Thiophan). Die Seitenkette wird von der Valeriansäure gebildet (s. Abb. 64, S. 85).

In seiner aktiven Form ist Biotin über seine Seitenkette kovalent mit einem Enzym verbunden, und sein Ringsystem führt die eigentliche Reaktion aus: die **Aufnahme und Aktivierung von Carboxylgruppen**.

Da Biotin die Übertragung von **Carboxylgruppen** ermöglicht, ist es das Coenzym einiger wichtiger Carboxylasen. Diese wurden bezüglich des Biotins häufig erfragt:
– **Pyruvatcarboxylase** (Pyruvat zu Oxalacetat, Gluconeogenese, anaplerotische Reaktion für Citratzyklus)
– **Acetyl-CoA-Carboxylase** (Acetyl-CoA zu Malonyl-CoA, Fettsäuresynthese)
– **Proprionyl-CoA-Carboxylase** (Proprionyl-CoA zu Methylmalonyl-CoA, Abbau ungeradzahliger Fettsäuren)

DAS BRINGT PUNKTE

Die Schwerpunkte der **fettlöslichen Vitamine** liegen eindeutig bei Vitamin A, D und ein wenig noch bei Vitamin K. Eine eigene Frage zu Vitamin E ist mir noch nicht unter gekommen. Umso besser, oder? Merke dir bitte unbedingt folgendes:

- Die fettlöslichen Vitamine A, D, E und K müssen mit Hilfe von Gallensäuren aus dem Magen-Darm-Trakt aufgenommen werden und sind im Plasma an Transportproteine gebunden.
- Vitamin A und sein Provitamin β-Carotin sind Isoprenoide.
- Retinol schützt Epithelien, Retinal nimmt am Sehvorgang teil, Retinsäure wirkt wie ein lipophiles Hormon auf Entwicklung und Wachstum.
- Eine Schlüsselrolle beim Sehvorgang in den Stäbchen nimmt das an Opsin gebundene Retinal ein. Seine Isomerisierung von 11-cis nach all-trans führt zu Konformationsänderungen, die eine Bindung an das G-Protein Transducin ermöglichen und dieses aktivieren.
- 7-Dehydrocholesterol wird in der Haut gespeichert, dabei spaltet sich sein Ringsystem durch Sonnenlicht auf. Nach zwei Hydroxylierungen in Leber und Niere übernimmt es als $1,25\text{-}(OH)_2$-Cholecalciferol Aufgaben im Calciumstoffwechsel und bindet dabei an intrazelluläre Rezeptoren.
- Phyllochinone kommen in grünen Pflanzen vor und werden von Mikroorganismen des Darms synthetisiert.
- Vitamin K ist essenziell für die Carboxylierung der Gerinnungsfaktoren II, VII, IX und X.

Die Untiefen der **wasserlöslichen Vitamine** sollten mit den folgenden Fakten auch ohne Mitnahme von Zitrussaft zu umschiffen sein:

- Thiaminpyrophosphat als aktives Vitamin B_1 katalysiert oxidative/dehydrierende Decarboxylierungen. Wichtige Enzyme, die dieses Coenzym nutzen, sind die Pyruvatdehydrogenase und die α-Ketoglutaratdehydrogenase.
- Riboflavin ist ein Teil von FMN und FAD.
- NAD^+ und $NADP^+$ können aus Tryptophan oder dem Vitamin Niacin hergestellt werden. Die entsprechende Vitaminmangelerkrankung heißt Pellagra.
- Pyridoxin nimmt als PALP an der Decarboxylierung und Transaminierung von Aminosäuren teil.
- Das in seiner Struktur den Porphyrinen ähnliche, aber nicht gleiche, Cobalamin wird mithilfe eines in den Belegzellen des Magens produzierten Glykoproteins im unteren Ileum aufgenommen und im Plasma proteingebunden transportiert.
- Cobalamin enthält Cobalt und katalysiert die Umlagerungen von Alkylresten. Wichtige Reaktionen, die dieses Coenzym nutzen, sind Methylmalonyl-CoA zu Succinyl-CoA und Homocystein zu Methionin.
- Folsäure überträgt C1-Reste, beispielsweise bei der Thymidin- und Purinsynthese.
- Pantothensäure ist Teil des Coenzyms A.
- Ascorbinsäure wirkt stark reduzierend und fungiert daher als schützendes Antioxidans.
- Ascorbinsäure ist beteiligt bei der Kollagen- und Noradrenalinsynthese.
- Biotin aktiviert Carboxylgruppen. Diese können dann übertragen werden auf Pyruvat (zu Oxalacetat, Pyruvatcarboxylase), Acetyl-CoA (zu Malonyl-CoA, Acetyl-CoA-Carboxylase) und Proprionyl-CoA (zu Methylmalonyl-CoA, Proprionyl-CoA-Carboxylase).

FÜRS MÜNDLICHE

Jetzt hast du es fast geschafft. Ein letztes Mal Konzentration bitte für die Fragen zu den Vitaminen aus unserer Datenbank!

1. Erklären Sie bitte das skotopische Sehen.

2. Was wissen Sie über die unterschiedlichen Formen des Vitamin A?

3. Kennen Sie die Entstehungsgeschichte von Calcitriol?

4. Wofür benötigt der Körper Ihrer Meinung nach Vitamin K?

5. Was wissen Sie zum Cobalamin?

6. Nennen Sie mir bitte die wichtigsten Fakten zum Thiamin (Vitamin B_1).

7. Wo kommt Ihrer Meinung nach Niacin im menschlichen Körper vor?

8. Kennen Sie Avidin? Welche Stoffwechselvorgänge können dadurch gehemmt werden?

9. Womit decken sie am besten Ihren Tagesbedarf an Vitamin C? Was passiert, wenn Sie zu wenig davon zu sich nehmen?

10. Warum sollten Sie auch noch später in der Klinik über Folsäure Bescheid wissen?

---

1. Erklären Sie bitte das skotopische Sehen.
- cGMP öffnet im Stäbchen Natrium- und Calciumkanäle; durch diese Depolarisation wird Glutamat ausgeschüttet (Dunkelsignal).
- 11-cis-Retinal kommt an Opsin gebunden (als Rhodopsin) in den Membranscheibchen vor. Durch Lichteinfall isomerisiert es zu all-trans-Retinal.
- Aktives Rhodopsin (R*) aktiviert Transducin, ein G-Protein. Dieses aktiviert daraufhin eine Phosphodiesterase, wodurch die cGMP-Konzentration abfällt. Es resultiert eine Hyperpolarisation und die Glutamatsekretion stoppt (Lichtsignal).

2. Was wissen Sie über die unterschiedlichen Formen des Vitamin A?
- Provitamin A (β-Carotin) kann durch eine Dioxygenase in zwei Retinal gespalten werden. Wenn es in den Ito-Zellen der Leber gespeichert werden soll, muss es mit Palmitat verestert werden.
- Retinal nimmt am Sehvorgang teil.
- Retinol ist das Epithelschutz-Vitamin.
- Retinsäure bindet an intrazelluläre Rezeptoren (z. B. RXR) und beeinflusst damit Wachstums- und Entwicklungsvorgänge.

3. Kennen Sie die Entstehungsgeschichte von Calcitriol?
7-Dehydrocholesterol wird in der Leber produziert und in die Haut eingelagert. Mit Hilfe der Energie von UV-Strahlung (Licht) bricht dort ein Ring des Moleküls auf und es entsteht Cholecalciferol. Dieses wird erst in der Leber an C25 und dann in der Niere an C1 hydroxyliert und besitzt damit drei Hydroxylgruppen (Calcitriol). Der letzte Syntheseschritt wird durch Parathormon stimuliert. In seiner aktiven Form kann es über intrazelluläre Rezeptoren Wirkungen auf die Ca^{2+}-Homöostase vermitteln.

4. Wofür benötigt der Körper Ihrer Meinung nach Vitamin K?
Vitamin K liegt als Phyllo- oder Farnochinon vor. Produziert wird es von grünen Pflan-

FÜRS MÜNDLICHE

zen und Mikroorganismen. Benötigt wird es für die γ-Carboxylierung von Glutamylseitenketten der Gerinnungsfaktoren II, VII, IX und X sowie Protein C und S. Ohne die γ-Carboxylierung sind diese Faktoren nicht in der Lage mit Phospholipiden und Ca^{2+} in Interaktion zu treten und damit ineffektiv. Kumarine (Vitamin K-Antagonisten) werden therapeutisch eingesetzt (z. B. zur Antikoagulation bei künstlichen Herzklappen).

5. Was wissen Sie zum Cobalamin?
– Seine Resorption erfordert den Intrinsic Factor, der von den Belegzellen des Magens gebildet wird. B_{12} wird deshalb manchmal als Extrinsic Factor bezeichnet.
– B_{12} wird bei der Isomerisierung von Alkylresten benötigt.
– Eine B_{12}-Mangelerscheinung – die perniziöse Anämie – kann z. B. nach einer Magenentfernung auftreten.
– Cobalamin ist das einzige NICHT von Pflanzen hergestellte Vitamin.

6. Nennen Sie mir bitte die wichtigsten Fakten zum Thiamin (Vitamin B_1).
Thiamin besteht aus einem Thiazol- und einem Pyrimidinring, beide mehrfach substituiert. Thiaminpyrophosphat (das aktive B_1) ist an wichtigen Reaktionen beteiligt, unter anderem:
– Pyruvat zu Acetyl-CoA (Pyruvatdehydrogenase),
– α-Ketoglutarat zu Succinyl-CoA (α-Ketoglutarat-Dehydrogenase),
– Pentosephosphatweg, dort genau an der Transketolase-Reaktion.

Es handelt sich dabei um dehydrierende (= oxidative) Decarboxylierungen. Die Mangelerkrankung heißt Beriberi.

7. Wo kommt Ihrer Meinung nach Niacin im menschlichen Körper vor?
Zur Niacingruppe gehören Nicotinsäure und Nicotinsäureamid. Beide werden zur Synthese von NAD^+ und $NADP^+$ benötigt. Diese beiden Moleküle dienen der Übertragung von Reduktionsäquivalenten. Eine ihrer Vorstufen kann aus Tryptophan synthetisiert werden. Die Mangelerkrankung heißt Pellagra und geht mit Dermatitis, Diarrhö und Demenz einher.

8. Kennen Sie Avidin? Welche Stoffwechselvorgänge können dadurch gehemmt werden?
Avidin hemmt die Biotinaufnahme aus dem Darm. Deshalb kommt es zur Beeinflussung der
– Pyruvatcarboxylase (Pyruvat zu Oxalacetat, Gluconeogenese, anaplerotische Reaktion für Citratzyklus)
– Acetyl-CoA-Carboxylase (Acetyl-CoA zu Malonyl-CoA, Fettsäuresynthese)
– Proprionyl-CoA-Carboxylase (Proprionyl-CoA zu Methylmalonyl-CoA, Abbau ungeradzahliger Fettsäuren).

9. Womit decken sie am besten Ihren Tagesbedarf an Vitamin C? Was passiert, wenn Sie zu wenig davon zu sich nehmen?
Vitamin C ist vor allem in Paprika, Tomaten und Zitrusfrüchten enthalten, Hypovitaminosen (im Extremfall Skorbut) sind bei normaler westlicher Ernährung kaum möglich. Vitamin C spielt allerdings eine wichtige Rolle im Stoffwechsel. Zum einen ist es ein schützendes Antioxidans. Weiterhin ist es als Coenzym der Dopamin-β-Monooxygenase an der Katecholaminsynthese beteiligt. Auch im Steroidstoffwechsel spielt es eine Rolle. Wichtig zu erwähnen ist weiterhin die Beteiligung von Vitamin C an der Tripelhelix-Bindung von Kollagen (durch Hydroxylierung von Prolin- und Lysyl-Resten des Prokollagens).

FÜRS MÜNDLICHE

10. Warum sollten Sie auch noch später in der Klinik über Folsäure Bescheid wissen?
Folsäure ist ein wasserlösliches Vitamin, welches aus Pteridin, p-Aminobenzosäure und L-Glutamat besteht. Die antibiotischen oder immunsuppressiven Effekte von Sulfonamiden und Methotrexat resultieren aus ihrem Eingriff in den Folsäure-Stoffwechsel (Methotrexat hemmt die Dihydrofolatreduktase, Sulfonamide sind Antimetabolite der p-Aminobenzoesäure im Prokaryonten).

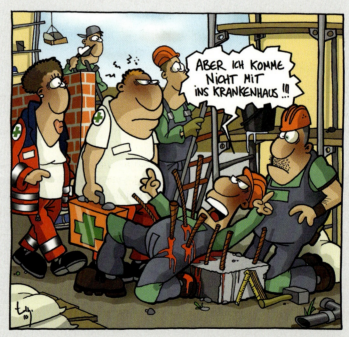

Mehr Cartoons unter www.medi-learn.de/cartoons

Pause

Geschafft! Hier noch
ein kleiner Cartoon als Belohnung ...
Danach kann gekreuzt werden!

Index

Symbole
1,25-(OH)$_2$-Cholecalciferol 43, 77
5α-Dihydrotestosteron 49
5α-Reduktase 49
7-Dehydrocholesterol 77
11-cis-Retinal 74
17-Ketosteroide 50
α-Ketoglutarat-Dehydrogenase 81
α-MSH 45
α-Rezeptor 30
β1-Rezeptoren 58
β-Carotin 72
β-Endorphin 45
β-Lipotropin 45
β-Rezeptor 30, 31
β-Zelle 16

A
Acetyl-CoA 85
Acetyl-CoA-Carboxylase 21, 22, 86
ACTH 45
Acyl-CoA-Dehydrogenase 81
Adenylatcyclase 6
ADH 57
Adrenalin 28
Aldosteron 43, 58
all-trans-Retinal 74
Aminosäurederivate 1
Aminosäure-Oxidase 81
Aminotransferase 47
Androgen 48
Androstendion 49
Angiotensin Converting Enzyme (ACE) 58
Angiotensin I 58
Angiotensin II 58
Angiotensinogen 58
ANP 60
Aquaporine 57
Arachidonsäure 64
Aromatase 50
Ascorbinsäure 85
Autophosphorylierung 10, 19

B
Belegzellen 63, 67, 83
Beriberi 81
Biotin 85

C
Ca^{2+}-Kanal 18
Calbindin 61, 62
Calcitonin 61
Calcitriol 61, 77
Calcium 61
Calciumkanal 10, 74
Calmodulin 10, 28
cAMP 6, 24, 30
cGMP 12, 60, 64, 74
Cholesterin 1, 43
Cholesterolester 43, 46
Cobalamin 83
Coenzym A 84
COMT 31
Corrin 84
Cortisol 43
C-Peptid 16
CRH 45
Cushing 48
Cyclooxygenase (COX) 47, 65

D
Diabetes mellitus 32
Diacylglycerin (DAG) 8
Dimerisierung 3, 10
Disulfidbrücke 16
DNA-Bindung 3
Dopa 29
Dopamin 28

E
Effektorenzym 6
Eicosanoide 2, 64
Extrinsic Factor 83

F
FAD 81
Farnochinon 79
Fettgewebe 19, 22, 24, 28
Fettsäurederivate 2
FMN 81

Folsäure 84
Fructose-2,6-Bisphosphatase 25

G
Gallensäuren 72
Gelbkörper 50
Gestagen 48
Gewebshormon 3, 62
Glucocorticoide 30
Gluconeogenese 21, 25, 28, 31, 47
Glucosesensor 18
Glucosetransporter (GLUT) 19
Glukagon 23, 38
– Rezeptor 24
– Wirkung 25
Glukagon Like Peptides (GLP) 24
Glukocorticoide 45
GLUT-1 20
GLUT-2 18, 20
GLUT-4 20, 22, 23
Glutamat 74
Glutathion 66
Glykogenolyse 21, 22, 25, 31
Glykogenphosphorylase 25, 26
Glykogensynthase 26
Glykogensynthese 21, 26, 47
Glykolyse 20, 22, 25
GnRH 49
G-Protein 5, 30, 77
– G_i 6
– G_q 8
– G_s 6, 46
– heterotrimer 5
Granulosazellen 50
GRH 51
GTP 5
GTPase-Aktivität 6
Guanylatcyclase 12, 60, 64
– lösliche 12, 64
– membranständige 12, 60

H
HbA1c 33
HCG 51
Histamin 62
Hormone 1, 3
– hydrophile 2, 4

– lipophile 2, 3, 34
– Struktur 1
Hyaluronat 36
Hyperkaliämie 23
Hypophyse 33
– Adenohypophyse 33
– Neurohypophyse 57
Hypothalamus 33, 57

I
IgE 63
IGF 52
Induktion 3
Inhibin 50
Inositoltriphosphat (IP$_3$) 8, 31
Insulin 16, 31, 38
– Freisetzung 18
– Sekretionsmechanismus 18, 31
– Wirkung 19
Insulinrezeptor 11, 19
Insulin-Rezeptor-Substrat (IRS) 19
Interkonversion 8, 25
Intrinsic Factor 83
Isoprenoide 72, 78

K
Katecholamine 28, 85
– Abbau 31
– Rezeptoren 30
– Synthese 29, 85
Knochen 52, 61

L
LDL-Rezeptor 43
Leber 19, 20, 24, 52, 72, 77
Leukotriene 66
Leydig-Zellen 49
LH 49
Liberine 33
Lipocortin 47, 66
Lipolyse 22, 31, 47
Lipoproteinlipase 22
Lipoxygenase 66

M
Mastzellen 62
Methylmalonyl-CoA 84

Mineralisation 62
Monoaminooxidase 31, 63
Muskulatur 19, 21, 27

N
Nachtblindheit 77
NADPH/H⁺ 23, 43, 64, 82, 84
Nicotinsäureamid 81
Noradrenalin 28
NO (Stickstoffmonoxid) 64

O
Opsin 74
Östradiol 43, 49, 50
Östrogen 48
Oxytocin 58

P
Pantothensäure 84
Parathormon 61, 77
Pellagra 82
Pentosephosphatweg 23
Peptidhormon 1
perniziösen Anämie 84
Phosphat 61
Phosphodiesterase 23, 76
Phospholipase A2 47, 65
Phospholipase C 6, 8
Phosphorylase-Kinase 26
Phyllochinon 79
PIP_2 10
Pregnenolon 43
Progesteron 43, 49
Proopiomelanocortin (POMC) 45
Proprionyl-CoA-Carboxylase 86
Proteinbiosynthese 21
Proteinkinase A (PKA) 7, 24, 26
Proteinkinase C (PK C) 10
proteinreiche Mahlzeit 24
Proteohormon 1
Proteolyse 47
Purinsynthese 84
Pyridoxalphosphat (PALP) 29, 62, 63, 83
Pyridoxin 82
Pyruvatcarboxylase 86
Pyruvatdehydrogenase 21, 22, 81

R
Rachitis 77
Renin 58
Repression 3
Retinal 72
Retinol 72
Retinsäure 72
Retinylpalmitat 72
Rezeptor 3, 46
– 1-Helix 4
– 7-Helix 4, 5
– adrenerge 30
– G-Protein-assoziiert 4
– intrazellulär 3
– membranständig 4
Rhodopsin 74
Riboflavin 81
rT_3 (= reverses T_3) 36
RXR 88

S
S-Adenosyl-Methionin (SAM) 30, 31, 84
Schilddrüsenhormone 34
– Synthese 34
– Wirkung 36
Second Messenger 6, 10, 11
Secosteroid 43, 77
Sehvorgang 74
Serotonin 63
Sertoli-Zellen 49
Signalpeptid 16
Somatomedine 52
Somatostatin 34, 51, 64
Stäbchen 74
Statine 33
Steroidhormon 1, 43
STH 51
Stickstoffmonoxid 64

T
Testosteron 43, 49
Tetrahydrobiopterin 29, 64
Tetrahydrofolsäure 84
Theca interna-Zellen 50
Thiamin 81
Thrombozyten 63
Thyreocalcitonin 61

Index

Thyreoglobulin 35
Thyroxin (T_4) 34
Tocopherol 78
Transcortin 51
Transducin 76
Transketolase 81
Transkription 3, 11, 47
Translokation 20, 22
TRH 34
Triacylglycerinlipase 28
Triacylglycerinsynthese 23
Trijodthyronin (T_3) 34
Tropine 33
Tryptophan 63, 82
TSH 34
Tyrosinkinase 10, 19

V
Vanillinmandelsäure (VMS) 31
Vasopressin 57
VLDL 22

X
Xanthinoxidase 81
Xerophthalmie 77

Z
Zinkfinger 3, 34

Deine Meinung ist gefragt!

Es ist erstaunlich, was das menschliche Gehirn an Informationen erfassen kann. Slbest wnen kilene Fleher in eenim Txet entlheatn snid, so knnsat du die eigneltchie lofnrmotian deoncnh vershteen – so wie in dsieem Text heir.

Wir heabn die Srkitpe mecrfhah sehr sogrtfältg güpreft, aber vilcheliet hat auch uesnr Girehn – so wie deenis grdaee – unbeswust Fheler übresehne. Um in der Zuuknft noch bsseer zu wrdeen, bttein wir dich dhear um deine Mtiilhfe.

Sag uns, was dir aufgefallen ist, ob wir Stolpersteine übersehen haben oder ggf. Formulierungen verbessern sollten. Darüber hinaus freuen wir uns natürlich auch über positive Rückmeldungen aus der Leserschaft.

Deine Mithilfe ist für uns sehr wertvoll und wir möchten dein Engagement belohnen: Unter allen Rückmeldungen verlosen wir einmal im Semester Fachbücher im Wert von 250 Euro. Die Gewinner werden auf der Webseite von MEDI-LEARN unter www.medi-learn.de bekannt gegeben.

Schick deine Rückmeldung einfach per E-Mail an support@medi-learn.de oder trag sie im Internet in ein spezielles Formular für Rückmeldungen ein, das du unter der folgenden Adresse findest:

www.medi-learn.de/rueckmeldungen